AF274001

Die unsichtbare Macht in uns!

- Hormone -

Erfahrungsbericht einer Betroffenen

von Michaela Karl

Vorwort

Liebe Leserinnen, liebe Leser,

Dieses Buch erzählt meine Lebensgeschichte, in der ich als Frau mit Hormonstörungen über 27 Jahre lang mehr als genug Schwierigkeiten hatte. Deshalb ist es mir ein sehr großes Anliegen, meine Erfahrungen niederzuschreiben, um eventuell Hilfestellung für andere Frauen geben zu können, die mit ähnlichen Problemen zu tun haben.

Ich hoffe ebenso, parallel dazu eine Beratungsstelle aufbauen zu können, damit sich Frauen, die bis heute mit ihren Problemen nicht ernst genommen werden, bei mir melden können.

Frauen eben, die von ihrem Arzt, Freunden, Verwandten, von der Arbeitsstelle, Bekannten, ja selbst Familienangehörigen nicht das nötige Verständnis erfahren haben, hätten so Gelegenheit, sich anzuvertrauen und auszutauschen.

Herstellung und Verlag: Books on Demand GmbH, Norderstedt

ISBN 978-3-8391-7278-0

Aus eigener Erfahrung weiß ich, wie es ist, wenn man niemanden zum Ansprechen hat und wie wichtig es aber auch ist, über die Hormonprobleme zu reden.

Ich werde in diesem Buch über folgende Bereiche schreiben:

1. meine Lebensgeschichte
2. die fachärztliche Ansicht über Hormone
3. die Lebensanschauung über Ganzheitsheilung
4. Hinweise und Adressen für Frauen mit Hormonstörungen

Und nun wünsche ich Ihnen eine erkenntnisreiche Lesezeit

Teil I

Liebe Leserinnen und Leser!

Zuerst möchte ich mich vorstellen, damit Sie sich auch beim Lesen ein Bild von mir machen können.

Ich heiße Michaela Karl, bin 44 Jahre alt, in München geboren und habe eine kleine Familie, bestehend aus meinem Mann, 50 Jahre, und meiner vierzehnjährigen Tochter. Wir leben in München, haben eine schöne, von mir selbst eingerichtete und gestaltete Wohnung. Wir sind sehr gesellig und haben einen großen Freundes- und Bekanntenkreis. Ich arbeite Teilzeit in zwei Minijobs, denn es ist mir schon immer sehr wichtig gewesen, finanziell von meinem Mann unabhängig zu sein. Bis heute ist mir dies gelungen. Wahrscheinlich fragen Sie sich jetzt, was es denn so Besonderes gibt, das diese Frau dazu bewegt hat, ein Buch zu schreiben?! Der Grund sind die Hormonschwierigkeiten, die nicht heftiger hätten sein können, als ich sie erlebt habe. Deshalb ist es mir ein großes Anliegen, diese Erfahrungen, die ich in 27 Jahren durchlebt habe, weiterzugeben. So weiß ich für mich, dass diese Hölle, durch die ich gegangen bin, vielleicht doch nicht ganz umsonst war.

Also fangen wir an:

Es begann, als ich 16 Jahre alt war und noch in meinem Elternhaus in Würzburg lebte. Mit 16 bekam ich meine erste Periode und somit auch die ersten Schwierigkeiten. Ich hatte während der Regel keine Bauchschmerzen oder Krämpfe so wie andere Frauen; nein, ich bekam richtige Zusammenbrüche, die vor jeder Periode mit sehr großer Übelkeit und Erbrechen einhergingen. Anfangs traten diese Beschwerden in großen Abständen auf, wurden dann aber im Laufe der Jahre immer häufiger und unerträglicher. Natürlich waren meine Eltern besorgt und darauf bedacht, herauszufinden, was mir fehlte. Ich erinnere mich noch sehr genau daran, als wir einen etwas älteren Hausarzt konsultierten, der nichts weiteres feststellen konnte, als einen akuten Calciummangel. Und genau hier fing der Psychoterror an.

Mein Hausarzt war damals der erste, der diagnostizierte, dass mir eigentlich nichts fehlte; meine Übelkeit könne er sich nur dadurch erklären, dass ich ein verwöhntes Einzelkind sei und meine Eltern durch das Vorspielen von Unwohlsein erpressen und unter Druck setzen wolle. Im Laufe der Jahre bin ich dann auch während der Schulzeit öfter ausgefallen. In den Entschuldigungsschreiben stand immer dasselbe: Menstruationsstörungen!

Ich wurde in mehrere Krankenhäuser zur genaueren Untersuchung eingewiesen, musste allerdings die Erfahrung machen, dass man mich überall nur flüchtig untersuchte und niemals einen klaren Befund feststellte. Heute ist mir klar, dass man von den Ärzten bei Nichterkennen einer organischen Störung oft als psychisch Kranke hingestellt wird.

Mit 18 Jahren begann ich meine Ausbildung zur Kinderkrankenschwester. Ich wählte diesen Beruf, weil ich mich sehr stark zu Kindern hingezogen fühlte und gleichzeitig den inneren Drang verspürte, anderen Menschen zu helfen. Meine eigene Krankengeschichte hat mir auch die

Entscheidung für diesen Beruf leicht gemacht. Zumindest hatte ich das Glück, dass bei meinen Zusammenbrüchen immer gleich ein Arzt da war, der mir etwas gegen meine Übelkeit spritzen konnte, so dass ich nicht so viele Unterrichtsstunden versäumte.

Während dieser Zeit wurde die Beziehung zwischen meiner Mutter und mir zunehmend schwieriger und komplizierter. Nachdem ich dann mit 21 Jahren meine Ausbildung erfolgreich beendet hatte, zog ich im Januar 1986 wieder nach München, meinen Geburtsort.

Es war ein sehr großer Schritt für mich, zumal ich niemanden dort kannte und zum ersten Mal völlig auf mich alleine gestellt war. Andererseits hatte ich nun endlich meine Ruhe und musste mir nicht ständig die Vorwürfe meiner Mutter anhören wegen meiner Unpässlichkeiten und die Vorschriften, was ich zu tun und zu lassen hätte. Da ich einen sehr temperamentvollen und jähzornigen Charakter habe, ist es öfters zu Auseinandersetzungen zwischen mir und meiner Mutter gekommen.

In München-Harlaching fühlte ich mich
nun sehr wohl, baute mir einen eigenen
Freundeskreis auf und lernte schon nach
knapp einem halben Jahr meinen jetzigen
Mann kennen.

Und dann begann das Eigenartige: Die
Probezeit bei meiner neuen Arbeitsstelle
war nach sechs Monaten auf den Tag
genau beendet und schon begannen wieder die hormonellen Schwierigkeiten: 2 –
3 Tage krank, begleitet von Erbrechen,
Spucken und nicht mehr gerade Stehen
können. Jeder fragte mich, was mir denn
fehlte, und ich konnte nichts anderes sagen als „Ich weiß es nicht". Ja, ich wusste
es wirklich nicht. Ich hatte immer nur das
Gefühl, dass ich von irgendwas in meinem Körper gesteuert wurde. Aber von
wem oder was? Ich fragte mich auch:
„Warum nur ich?"
Ich begann mich zu beobachten: Wann
z.B. trat das Unwohlsein auf, was machte
ich Unrechtes? Wan kam der Jähzorn?
Wann und wo wurde ich wem gegenüber
ungerecht? Ich bin heute der Meinung,
dass diese Unpässlichkeit mich zu einem
völlig anderen Menschen gemacht hat.....

Ich begann nämlich innerlich an mir zu arbeiten. Den Jähzorn konnte ich innerhalb weniger Jahre kontrollieren bzw. bezwingen; das körperliche Leiden blieb allerdings und zwar sehr heftig. Alle vier Wochen war ich krank. Das war kein Leben!!! Ich möchte es nicht noch einmal mitmachen und ich wünsche es niemandem. Heute bin ich froh, dass ich alles weitestgehend hinter mich gebracht habe.

Sechs Jahre lang bin ich von einem Arzt zum anderen gelaufen und immer diese enttäuschende Realität: Niemand konnte etwas feststellen. Mittlerweile denke ich auch völlig anders über das Erscheinungsbild einer physischen Krankheit und denke, dass es so etwas wie eine Ganzheitsheilung gibt – also eine Heilung für Körper und Seele. Denn Körper und Seele bilden eine Einheit. Man kann nicht nur den Körper behandeln und die Seele außer acht lassen.

Immer wieder musste ich die bittere Erfahrung machen, als doof abgestempelt zu werden, weil ich etwas hatte, was es nicht gab, denn alle meine Mitmenschen waren ja gesund und hatten gut reden.

Deshalb sei an dieser Stelle gesagt, dass
Frauenärzte mit ihrer Schulmedizin einer
Patientin mit meinem Leiden nicht helfen
können. Denn normale Frauenärzte nehmen – so meine Erfahrung – oberflächlich grobe Hormonwerte ab. Sie gehen
nicht in die Tiefe, sie forschen nicht weiter. Deshalb ist für sie alles in Ordnung;
doch mein Körper zeigte mir ganz deutlich an, dass nicht alles in Ordnung war.
Und so begann ich zu erforschen, was es
sein konnte.

An dieser Stelle sei gesagt, dass es in
München ein Hormonzentrum gibt mit
Fachärzten, die sich bestens mit Hormon-
erkrankungen auskennen und mit den
neuesten Heilungsmethoden vertraut sind.
Dort gibt es medizinisches Personal, das
mich von Anfang an ernst genommen hat.
Man konnte mein Blut sehr genau
bestimmen und hat mit natürlichen und
künstlichen Hormonen gearbeitet. Dort
braucht man keine Angst zu haben, dass
man irgendetwas verabreicht bekommt.
Jedes Medikament wird zuerst in gerings-
ter Dosis begonnen und stets streng kontrolliert durch regelmäßige Blutuntersu-
chungen. Nach guter Verträglichkeit wird

dann die Dosis erhöht. Ich kann nur betonen, dass dieses Hormonzentrum für mich die letzte Rettung war.

Aber nun zu dem Krankheitsbild selbst: Wie manifestieren sich den die vielen kleinen Unebenheiten? Z.B. in Form von Schlafstörungen, Konzentrationsschwierigkeiten, Nervosität und innerer Unruhe, besonders starker Blutungen, großen Schmerzen vor der Periode, Akne, Gewichtsproblemen, die in Zusammenhang mit Verdauungsproblemen stehen. Ferner in Form von allgemeinem Energieverlust und einer körperlichen Schwäche. Es gibt sogar Frauen, die Haarausfall bekommen, der bis zu den Wechseljahren andauern kann.

Spätestens dann kann man von hormonellen Störungen sprechen. Bei einigen Frauen wird sogar zu dickes Blut festgestellt, so dass sie dann plötzlich der Kategorie „Thrombose gefährdeter Patienten" zugeordnet werden.

Nun ein sehr ernst gemeinter Hinweis oder besser eine Herzensbitte: Sollten Sie in Ihrer Familie junge, heranwachsende

Mädchen haben, die schon beim Eintreten
der ersten Periode große Schwierigkeiten
haben, dann vertun Sie keine Zeit und
gehen Sie sofort zu einem Spezialisten,
denn je früher geholfen werden kann,
umso besser für das Leben der Betroffenen.

Zu Beginn meiner Ehe stellte sich trotz
großen Kinderwunsches keine Schwangerschaft ein. Zunächst wurde vermutet,
es liege beim Mann, bis man später verstanden hat, dass es an meinen Hormon-
problemen lag. Also, sollte Ihnen ähnli-
ches widerfahren, dann schieben Sie nicht
gleich alles auf den Partner, sondern lassen Sie kontrollieren, ob Ihre Hormone in
Ordnung sind.

Bei dieser Gelegenheit eine Kontaktadresse:

Hormonzentrum München
Westendstraße 193 – 195
80686 München
Tel.: 089/547041-0
www.hormonzentrum.de

Nun wieder zurück zu meiner Geschichte.

Ich begann also zu erforschen, was mein Leiden war. Sechs Jahre lebte ich nun in Harlaching und arbeitete ganz normal. Dann kam eine Zeit, in der ich sehr oft zum Nachtdienst eingeteilt wurde.
Das bedeutete nachts arbeiten – also wach sein und tagsüber schlafen. Ich merkte sehr bald, dass ich kaum noch schlafen konnte und dass diese Nachtschichten meine Gesundheit zusätzlich belasteten. Zumindest habe ich das so interpretiert. Ich kündigte daraufhin beim Städtischen Krankenhaus und suchte mir über eine Zeitungsannonce einen Ganztagsjob. Da ich sehr gute Zeugnisse hatte, fand ich auch bald eine Stelle bei einer

Familie mit frühgeborenen Zwillingen.
Dort war ich dann 7 Monate tätig. Natürlich hatte ich wieder regelmäßig meine
körperlichen Ausfälle. Ich machte dann
der Familie den Vorschlag, zu kündigen,
denn ich sah ein, dass das für meine Ar-
beitgeber keinen dauerhaften Zustand für
die Zukunft darstellte, zumal beide selb-
ständig waren und meine Ausfälle sie
zusätzlich Geld kostete. Deswegen hatte
ich logischerweise ein schlechtes Gewis-
sen. Die Frau hat mit mir noch einmal ein
Gespräch geführt und sich auch gleichzeitig danach erkundigt, was denn der
Grund für meine dauernden Ausfälle sei
und wollte mir mit ihrer psychologischen
Ader behilflich sein.

Jedoch musste ich wieder alle Fragen mit
„Nein" beantworten und konnte immer
nur betonen, dass ich keine größeren
Probleme hätte, dass mit meinem Freund
auch alles in Ordnung sei, usw.… Und
wieder hatte ich den Eindruck, dass andere von mir dachten, in meinem Kopf
stimme etwas nicht.

Ich war also wieder zu Hause und merkte
zu diesem Zeitpunkt, dass es mir ganz

und gar nicht guttat, den ganzen Tag über nur rumzusitzen ohne große Verantwortung zu tragen. Meine Gedanken kreisen nur um mich. Hätte ich aber wieder eine Beschäftigung und könnte für andere Menschen etwas tun, dann würde ich Ablenkung von meinen Depressionen bekommen. Also beschloss ich, es noch einmal mit einer Arbeit zu versuchen. Ich wollte mich von meinem Dauerproblem nicht unter Druck setzen lassen. Außerdem keimte in mir die Hoffnung, dass dieses ganze Theater doch irgendwann einmal aufhören würde. Schließlich war ich doch noch blutjung und hatte das Leben noch vor mir.

Ich hatte Glück und bekam in der Haunerschen Klinik eine Stelle. Aber auch während dieser Zeit blieben die Hormonattacken nicht aus. Nach ca. sieben Monaten wurde mir nahegelegt, doch besser zu kündigen, weil es nicht tragbar sei, bei jeder Krankmeldung sofort Ersatz für mich zu finden und den Dienstplan umstellen zu müssen. Wieder kündigte ich. Wieder fühlte ich mich am Boden zerstört und wertlos, wie ein Versager, der eigentlich nicht wusste, was mit ihm los war.

Die Argumente, mit denen man mich entließ, waren für mich plausibel und nachvollziehbar und langsam drängte sich mir das Gefühl auf, für die Umwelt und die Mitmenschen eine ziemlich große Belastung zu sein.

Nachdem ich keine Arbeit mehr hatte, war ich nur noch Hausfrau – gezwungenermaßen. Mein Freund und ich beschlossen, zu heiraten. Wir wollten auch ein Kind. Dies war unser Ziel. Wenn man jung ist, braucht man Ziele, sonst würde sich dieses Leben nicht lohnen. Wir heirateten – ohne Familie – nur wir zwei. In Amerika und zwar im Staate New York. Wir verbanden unsere Hochzeit mit einem Kanadaurlaub.

Wieder zu Hause angekommen, schmiedeten wir Pläne für die Zukunft. Damals hatten wir eine Zweizimmerwohnung in Bogenhausen; nun hielten wir Ausschau nach einer Dreizimmerwohnung und fanden schließlich eine passende Wohnung mit viel Grün und U-Bahnanschluss im Münchener Süden.

Dann planten wir Familienzuwachs. Es
wollte jedoch nicht so richtig klappen.
Mein Mann war der Ungeduldigere von
uns beiden und ging nach kurzer Zeit zu
einem Urologen, um sich eingehend untersuchen zu lassen. Sein Spermaergebnis
war in Ordnung. Ich von meiner Seite
versuchte ihn zu vertrösten und sagte
ihm, dass der richtige Zeitpunkt vielleicht
noch nicht gekommen sei und dass man
ein Kind nicht von der Natur erzwingen
könne. Wir müssten uns eben noch ein
wenig gedulden. Dann, nachdem eineinhalb Jahre ins Land gegangen waren und
sich immer noch keine Schwangerschaft
einstellte, kam mir sehr stark der Ver-
dacht, dass es an mir liegen könne. Übrigens hatte ich in der Zwischenzeit stundenweise einen Job in der Betreuung von
älteren Menschen angenommen, denn es
belastete mich doch, nur zu Hause zu
sitzen.
In München gibt es spezielle Altenservi-
ce-Zentren, in denen man mitarbeiten
kann und sich auf diese Weise ein kleines
Taschengeld verdienen kann. Außerdem
ist dies eine soziale Tätigkeit – also genau das richtige für mich. Als ich mich
im Altenservice-Zentrum vorstellte, er-

wähnte ich gleich von Anfang an meine krankheitsbedingten Ausfälle. Man versicherte mir, dass dies nicht so schlimm sei. Und ich machte endlich eine positive Erfahrung in meinem Berufsleben. Ich wurde weder angemeckert noch entlassen. 13 Jahre war ich dort tätig und hatte mich von allen Helferinnen bis an die Spitze vorgearbeitet. Es machte mir viel Spaß, anderen Menschen zu helfen; auch mit den schwierigsten Fällen kam ich gut zurecht.

Man hilft dort älteren Menschen im Haushalt, geht für sie einkaufen oder begleitet sie zum Arzt. Wenn man sich für eine solche Tätigkeit entscheidet, dann steht das Zwischenmenschliche, also miteinander reden, zuhören und Verständnis zeigen sehr im Vordergrund. Ich habe folglich dazu beigetragen, dass diese älteren Menschen noch zu Hause leben konnten und nicht gleich, nur weil sie nicht mehr selbstständig waren, ins Heim abgeschoben wurden. Parallel dazu arbeitete ich zusätzlich auch stundenweise auf einem Wochenmarkt bei einem Obst- und Gemüsestand, dessen Produkte rein biologisch angebaut wurden.

Das Interesse am Verkaufen habe ich
sozusagen bei mir entdeckt und so habe
ich den Marktstand mit aufgebaut und bin
bis heute dort tätig. Auch in diesem Ar-
beitsbereich habe ich erfahren dürfen,
dass es Menschen gibt, die einen nicht
verachten, nur weil man ein körperliches
Handicap hat. Außerdem muss ich sagen,
dass mein Gesundheitszustand heute wesentlich besser ist als damals. Meine Arbeit hat mich sehr ausgefüllt und so dachte ich nicht unbedingt ans Kinderkriegen.
Dann hatte ich ein richtiges Schlüsseler-
lebnis, das mich nach sechs Jahren Unpässlichkeit oder Krankheit endlich ein
kleines Stückchen vorwärts brachte.
Eines Tages ging ich zu einem Frauenarzt, um mich wieder einmal eingehend
untersuchen zu lassen. Es war ein Profes-
sor in der Innenstadt München. Ihm
schilderte ich mein Problem in der Hoffnung, dass er feststellen könne, warum
ich nicht schwanger wurde. Bei einer
Ultraschalluntersuchung machte der Arzt
folgende Feststellung: Direkt auf den
Eierstöcken klebten kleine und große
Follikel-Eibläschen, die noch nicht aus-
gereift und entwickelt waren, was wohl
die Ursache war, dass keine Schwanger-

schaft entstehen konnte. Der Hintergrund des Ganzen war, dass ich keine Gelbkörperhormone – Progesteron – im Blut hatte. Daraufhin bekam ich Gelbkörperhormontabletten. Die Behandlung wurde vom Arzt genauestens überwacht, ich wurde in regelmäßigen Abständen von innen geschallt, bis der Arzt mir schließlich einen günstigen Zeitpunkt der möglichen Befruchtung nannte. Ich befolgte jeden Rat und plötzlich war ich schwanger.

Wir freuten uns sehr auf dieses Kind.
Die Schwangerschaft verlief nach anfänglichen Schwierigkeiten (Hormonumstellung) sehr sehr gut. Ich hatte in den ersten Schwangerschaftswochen sogar so stark mit Übelkeit und Erbrechen zu tun, dass ich kurzfristig ins Krankenhaus musste. Als das vorüber war, erging es mir so gut, dass die Schwangerschaft noch ewig hätte dauern können.
Wieder dachte ich über alles nach und hoffte, dass sich mein Gesundheitszustand nach der Schwangerschaft endlich bessern würde. So genoss ich es jeden Tag, dass ich gesund aufstehen konnte, dass ich meinen Alltag selbstständig

meistern konnte und bereitete mich innerlich auf eine gemeinsame Zukunft mit Kind vor.

Sogar mein Mann sagte eines Tages, dass ich in den Vorbereitungen sehr gewissenhaft sei und an alles denken würde.

Das Kinderzimmer war vorbereitet und komplett eingerichtet. Alles war bereit.

Dann kam der große Moment. Es war der 03. Mai 1994. Ich ging abends zeitig ins Bett, weil ich mich schon etwas „komisch" fühlte. Schlafen konnte ich jedoch nicht. Mein Mann wollte sich um Mitternacht gerade ins Bett legen, als ich merkte, dass es soweit war. Ich sagte ihm, dass wir los müssen. Also standen wir beide wieder auf, mein Mann half mir beim Anziehen, denn ich hatte schon Wehen. Wir fuhren mit dem Auto ins Krankenhaus. Nachdem mich die Hebamme untersucht hatte, bekam ich zunächst ein Zimmer zugeteilt und mein Mann wurde wieder nach Hause geschickt. Es war mein erstes Kind und die Hebamme meinte, dass es wohl noch die ganze Nacht dauern könnte, das sei normal bei dem ersten Kind. Es war eine sehr unruhige Nacht; die Wehen wurden stärker und stärker, aber das Kind wollte noch

nicht kommen. Am nächsten Vormittag
bekam ich dann ein Mittel PDS. Dadurch
spürte ich die Schmerzen nicht mehr so
heftig. Der Muttermund war nun 3 – 4 cm
geöffnet und es tat sich immer noch
nichts. Mein Mann wurde gerufen. Um
die Mittagszeit brachte man mich in den
Kreißsaal. Dort durfte ich dann miterle-
ben, wie in der Zwischenzeit vier andere
Frauen ihre Kinder zur Welt brachten.
„Na toll", dachte ich bei mir.

In regelmäßigen Abständen wurde ich
von der Hebamme und dem Arzt untersucht. Es war 14.00 Uhr und irgendwie
hatte ich das Gefühl, dass die Geburt ü-
berhaupt nicht mehr vorwärts ging.
Das Fruchtwasser war schon grünlich
gefärbt und plötzlich trat eine enorme
Hektik ein. Alles ging rasend schnell,
denn das Kind sollte geholt werden.
Das OP-Team hatte alles Nötige für einen
Kaiserschnitt vorbereitet. Mein Mann
hatte das Glück, dabei sein zu dürfen. Der
Arzt meinte nur: „Wenn Sie mir nicht
umfallen, können Sie bleiben". Er ver-
sprach es. Und dann kam der große Au-
genblick. Um 14.20 Uhr hatten wir dann
unser Mädchen. Ich wurde gut versorgt,

das Baby natürlich auch und nachdem wir so lange gewartet hatten, waren wir nun unendlich glücklich. Mein Mann war sehr beeindruckt von der Schnelligkeit, mit der die Ärzte in einer Notsituation reagiert hatten. Jeder Handgriff saß perfekt. Ich selbst kannte das auch von meinem Beruf, denn als Kinderkrankenschwester musste ich oft in sehr schwierigen Situationen ruhig und gelassen bleiben und durfte mir absolut keine Fehler erlauben.

Wenn ich nun zurückblicke, so hat die Geburt meiner Tochter ca. 15 Stunden gedauert; und nach 15 Stunden Wehen war ich körperlich total am Ende, obwohl mir klar ist, dass es auch Frauen gibt, die teilweise 2 – 3 Tage Schmerzen haben. Doch nun war alles vorbei und eine wichtige Zeit voller Verantwortung für unser Kind begann. Ich wurde mir der Tatsache bewusst, dass ich ab jetzt immer für einen Menschen da sein musste, ihm Werte vermitteln, bei seiner Entwicklung helfen und ihn erziehen musste. Das ist eine sehr schwierige Aufgabe, doch bis heute kann ich sagen, dass mein Mann und ich mit der Erziehung unserer Tochter keine Probleme hatten. Alles hat gut geklappt

und wir haben heute eine sehr selbststän-
dige 14jährige Tochter, die sehr aufge-
schlossen ist und auch einen guten und
großen Freundeskreis hat.

Inzwischen bin ich zu einer Fachkraft in
Sachen Kinder- und Jugenderziehung
geworden. Ich arbeite seit Jahren in einer
selbst gegründeten Kinder- und Jugend-
gruppe und gebe – soweit ich kann –
Ratschläge für Eltern in schwierigen Pha-
sen der Erziehung und im richtigen Um-
gang mit ihren Kindern. Diese Aufgabe
erfüllt mich sehr. In meiner Freizeit reno-
viere und gestalte ich meine Wohnung,
was übrigens auch zu meinem Hobby
geworden ist. So habe ich viele verant-
wortungsvolle und auch kreative Be-
schäftigungen, die mir in meinem Hei-
lungsprozess eine enorme Hilfe sind. Ich
will einfach nicht aufgeben und eines
Tages, dessen bin ich mir sicher, werde
ich es schaffen, völlig gesund zu sein.
Das ist mein oberstes Ziel.

Bei dieser Gelegenheit fällt mir noch etwas Wichtiges ein: Als ich 24 Jahre alt
war, suchte ich nach einer für mich wichtigen Aufgabe. So kam ich auf die Idee,

Kinder aus Kinderheimen in München für
einen Tag am Wochenende zu uns nach
Hause zu holen. Anfangs hatte mein
Mann gewisse Bedenken, doch dann ließ
auch er sich mit mir auf dieses Abenteuer
ein. Zuerst hatten wir ein Jahr lang nur
einen 10jährigen Jungen bei uns. Die
Klosterschwestern staunten nicht
schlecht, als ich bei einem persönlichen
Gespräch meine Anliegen vortrug und
meinten, es wäre erstaunlich, dass eine
junge Frau in diesem Alter so etwas machen wollte, denn laut ihrer Erfahrung
würden sich die Menschen erst im fortge-
schrittenen Alter für eine solche Tätigkeit
interessieren. Doch ich war von meinem
Vorhaben überzeugt. Ich stellte auch bezüglich des Geschlechts keinerlei An-
sprüche. Es war mir gleich, ob ich einen
Jungen oder ein Mädchen aufnehmen
würde. Jeder war mir herzlich willkom-
men. Das war eine sehr gute Erfahrung.
Mit dem Jungen kamen wir sehr gut klar
und auch er fühlte sich sehr wohl bei uns.
Natürlich erzählte ich der Heimleitung
von Anfang an, dass es mir öfters mal
nicht gut gehe, ich aber trotzdem in dieser
Richtung aktiv werden wolle. Nach einem Jahr kam dieser Junge in eine Pfle-

gefamilie ins Allgäu, aber schon nach
kurzer Zeit bekamen wir das Angebot,
zwei Jungs, die Brüder waren, zu uns zu
nehmen. Auch bei diesen Jungs machten
wir positive Erfahrungen.
Das alles geschah noch, bevor ich mit 29
Jahren unsere Tochter bekam. Heute weiß
ich auch, dass ich damals den sehr großen
Drang verspürte, etwas Gutes für andere
Menschen zu tun und ich bin überzeugt,
dass wir alle lernen könnten, über unseren „Tellerrand" zu schauen und unseren
nächsten Mitmenschen zu helfen, oder
uns um bedürftige Menschen zu küm-
mern, ganz gleich, ob wir diese Leute
kennen oder nicht.

Wie Sie unschwer erkennen können, liebe
Leserinnen und Leser, habe ich von Anfang an meinen Kämpfergeist hervorge-
holt und habe mir fest vorgenommen,
allen zu zeigen, dass ich auch gesund sein
kann und nicht geistig verwirrt bin, oder
dass ich meine Übelkeit nicht als Druck-
mittel einsetze, um etwas für mich zu
erpressen. Menschen, die so etwas be-
haupten oder einen als dumm und töricht
abstempeln, haben meiner Meinung nach

sehr wenig Ahnung von der unsichtbaren Macht in uns – den Hormonen.

Leider musste ich nur zu oft die bittere Erfahrung machen, von meinen Mitmenschen nicht verstanden zu werden, sogar von Ärzten. Ich war z.B. zwischenzeitlich bei einer Ärztin in Bogenhausen - was ich bis heute bereue - und hatte mir mal wieder Mut gefasst und meine Schlafstörungen erwähnt, worauf ich dann die „tolle" Antwort bekam, ich solle mich nicht so anstellen, schließlich würde jeder von uns nicht jede Nacht gleich gut schlafen. Das reichte mir wieder mal für eine zeitlang, denn ich merkte gleich, dass mich diese Person nicht verstehen wollte.

Ja liebe Leserinnen, vielleicht kennen Sie solche Erfahrungen auch. Man wird für dumm gehalten; das ist noch schlimmer, als ein Hypochonder zu sein.

Die Vorwürfe engster Familienmitglieder an mich waren auch immer die gleichen: Ich würde ja nicht auf sie hören, ich nehme ja keine Ratschläge an, ich wüsste immer alles besser...usw. ich kam mir zeitweise so schäbig und niedrig vor, so

viel viel schlechter als alle anderen Menschen und zudem hatte ich auch das Gefühl, dass es in meinem Leben immer
mehr bergab ging. Meine Kräfte ließen
deutlich nach und ich arbeitete nach dem
Oma-Prinzip: Eine halbe Stunde
Staubsaugen und 2 Stunden Ausruhen
beispielsweise. Wenn ich vom Markt
nach Hause kam, brauchte ich überhaupt
nichts mehr zu machen, weil ich einfach
so kaputt war, dass sogar das Abendessen
für meine Familie zu einer fast unüber-
windbaren Hürde wurde. Es war sogar so
schlimm, dass ich oftmals nach dem Essen nicht einmal mehr die Küche aufräu-
men konnte und ging dann um 20.00 Uhr
abends total kraftlos ins Bett. Dennoch
habe ich bei alldem meine Frohnatur und
mein Lachen nicht verloren. Aber ich
habe unzählige Tränen vergossen, alleine,
so dass niemand etwas mitbekam und ich
habe es geschafft, bei all meinen Tätig-
keiten mich so zu geben, dass andere
Menschen nicht unter meinem schreckli-
chen Leben leiden mussten. Ich gab mir
sehr große Mühe, anderen gegenüber
nicht ungerecht zu sein und versuchte,
mir nicht anmerken zu lassen, wie groß
teilweise meine Schmerzen waren. Inzwi-

schen habe ich auch gelernt, mit vielen
Menschen offen darüber zu sprechen,
also kein Geheimnis mehr daraus zu machen, denn sonst wäre ich heute nicht in
der Lage, zum einen dieses Buch zu
schreiben und zum anderen eine Beratungsstelle für andere hormongeplagte
Frauen aufzubauen. Aber ich habe für
mich beschlossen, meine Erfahrungen an
andere weiterzugeben, so war die Plage-
rei wenigstens nicht umsonst.

Als dann endlich im Mai 1994 unsere
Tochter auf die Welt kam und ich eine so
wundervolle Schwangerschaft erleben
durfte (so gut wie in dieser Zeit ging es
mir in meinem ganzen Leben nicht), fin-
gen die Unannehmlichkeiten, praktisch
dieses Affentheater, wieder von neuem
an. Das hat mir dann schon sehr zu denken gegeben. Es folgte wieder eine Zeit
schwerster Vorwürfe von sehr engen Fa-
milienmitgliedern. Sie versuchten sogar
meinen Mann gegen mich aufzuhetzen.
Ich weiß bis heute noch nicht, wie ich
diese dramatische Zeit überstanden habe.
Es war, als gäbe es eine positive Kraft in
mir, die mich irgendwie am Leben hielt.

Meine Bauchspeicheldrüse wurde immer
empfindlicher, was für mich bedeutete,
dass ich nicht viel essen konnte. Die
meisten Nahrungsmittel taten mir weh,
z.B. Rohkost, Obst, Soßen, fettige Ge-
richte…. Wenn ich unpässlich war,
kümmerte sich mein Mann um das Kind,
außerdem hatte ich das große Glück, dass
eine Nachbarin das Kind tagsüber zu sich
nahm. Damals hatte ich große Angst, dass
unsere Tochter großen Schaden nehmen
könnte, doch genau das Gegenteil traf
ein. Genau durch diese schicksalhafte
Geschichte wurde sie sehr früh sehr
selbstständig. Ein Zustand, den sich viele
Mütter wünschen würden. Sie erledigte
ihre Schulaufgaben selbst, kümmerte sich
privat um ihre Verabredungen am Nach-
mittag und schon mit 11 Jahren war sie in
der Lage, sich alleine warme Mahlzeiten
zuzubereiten.
Sie sehen, liebe Leserinnen, auch in einer
negativen Situation liegt etwas Positives.
Das ist für mich die Kunst des Lebens,
das Positive im Leben hervorzuheben,
Ausdauer zu zeigen und zu kämpfen bis
man umfällt. Und selbst dann bin ich der
Auffassung, dass mich mein Leben irgendwann und irgendwo weiter vorwärts

bringt, denn ich glaube, dass nichts durch Zufall und nichts umsonst geschieht.

Als meine Tochter noch im Kleinkindalter war, gab mir meine Nachbarin einen Tipp bezüglich meines Gesundheitszustandes. Sie empfahl mir einen Heilpraktiker am Chiemsee. Folglich packte ich mein Kind ins Auto und fuhr im tiefsten Winter bei starkem Schneesturm an den Chiemsee zu diesem Heilpraktiker. Eineinhalb Stunden hin und eineinhalb Stunden wieder zurück.

Auch diesmal hatte ich große Hoffnung auf Genesung. Ich kann gar nicht mehr genau sagen, wie lange ich bei ihm in Behandlung war. Ich glaube, es war nicht länger als ein halbes Jahr. Denn ich dachte, dass, wenn ich bei einem richtigen Arzt wäre, dann müsste ich doch die sofortige Wirkung der Medikamente spüren. Er untersuchte alles was für ihn wichtig war und meinte nur, ich solle regelmäßig ein paar Tropfen nehmen und mehr schlafen. Ich glaube kaum, dass man einen Biorhythmus mit ein paar homöopathischen Tropfen verändern kann. Bei mir hat es jedenfalls nichts genützt.

Wie gesagt, nach einem halben Jahr
brach ich diese aufwendige Therapie ab,
denn ich hatte das Gefühl, dass es mich
nicht wirklich weiterbrachte. Trotzdem
war ich froh, es versucht zu haben, vor
allem aber auch, um den anderen Verwandten und Bekannte zu zeigen, dass
ich mich bemühe, denn es hieß ja immer:
„Du nimmst ja nichts an, was man dir
sagt".

Zwischen einer Therapie und der anderen
und zwischen einem Arztbesuch und dem
anderen wuchs in mir das unaufhaltsame
Gefühl, dass ich selbst an meiner Krankheit schuld sei, dass das Problem in mir
oder in meinem Kopf liege. Ich beobach-
tete mich so intensiv, dass ich zum Teil
versuchte, in andere Frauen gedanklich
hineinzukriechen und fragte mich immer
wieder, was der Unterschied zwischen
ihnen und mir sein könnte. Natürlich war
das von außen her nicht sichtbar. Dann,
nach einem längeren Zeitpunkt, kam wieder eine Gelegenheit für mich. Es war
Weihnachten und unsere kleine Tochter
hatte so einen schlimmen Magen-Darm-
Infekt, dass sogar die Lymphdrüsen hinter beiden Ohren total dick angeschwol-

len waren und nichts besser wurde. Zu diesem Zeitpunkt hatte mich wieder einmal meine eigene Unpässlichkeit eingeholt und ich war gerade wieder so auf den Beinen, da holte ich den Kinderarzt. Er kam bald, sah mich zuerst an und sagte: „Na, Sie sehen ja auch nicht gerade gesund aus" und wollte wissen, was los war. Ich schilderte ihm kurz mein Krankheitsbild und er schlug mir vor, zu einem Frauenarzt zu gehen, der seine Praxis neben seiner Kinderarztpraxis hat. Er schwärmte richtig von diesem Dr. B.. Bezeichnete ihn als Koryphäe seines Gebietes als Frauenheilkundler. Wieder schöpfte ich neue Hoffnung. Ein paar Tage später ging ich in diese Praxis, die keine 5 Gehminuten von mir zu Hause weg war, meldete mich an und hoffte das Beste. Doch es kam anders. Ich kam zu seiner blutjungen Kollegin Dr. G. und nicht zu ihm. Das erschien mir doch sehr seltsam. Ich dachte noch so bei mir: Na ja, wenn sie etwas nicht weiß, wird sie es wohl mit ihrem Chef besprechen. Zumindest hoffte ich es sehr. Dann lief alles wie immer ab. Ich erzählte ihr meine Geschichte, sie hielt die Anamnese schriftlich fest und dann musste ich wieder auf

den gynäkologischen Stuhl, um zu sehen,
ob „innen drinnen" alles o.k. war. Somit
erfolgte die Blutabnahme und dann hieß
es ein paar Tage warten. Schließlich wurde ich wieder einbestellt und ich musste
mir ein weiteres Mal erklären lassen, dass
die Blutwerte in Ordnung seien. An-
schließend stand sie auf und holte eine
dunkelbraune Flasche mit weißen, großen
Tabletten. Diese würden mir angeblich
helfen, ruhiger zu werden. Dieser Satz
löste größtes Unbehagen in mir aus. Zu-
hause angekommen nahm ich diese Tabletten genauer unter die Lupe. Gut nur,
dass auch ich aus dem medizinischen
Fachbereich komme. Da hatten sie mir
doch glatt sogenannte Placebos (Schein-
tabletten, die gänzlich ohne Wirkung waren) mitgegeben. Natürlich nahm ich
nichts von diesen Dingern ein! Ich versuchte es etwas später mit einem neuen
Termin. Für mich war klar, dieser „tolle
Arzt" hielt mich für geistesgestört. Wieder stand ich in der Praxis und bat um
einen neuen Termin. Eine junge, sehr
freundliche Sprechstundenhilfe fragte
mich, ob ich lieber zu Frau Dr. G. oder zu
Herrn Dr. B. wollte. Diese Gelegenheit
nahm ich sofort wahr. Ich musste noch

eine Woche warten, dann hatte ich diesen
für mich sehr wichtigen Termin. Ja, leider
wurde ich wieder krank, wollte den Termin schon absagen, da drängte mein
Mann darauf, doch hinzugehen. Er würde
mich begleiten und wir könnten auch mit
dem Auto fahren. Begeistert war ich
nicht, schleppte mich jedoch dorthin. Alle
2 Minuten musste ich die Toilette besu-
chen, so übel war mir. Endlich waren wir
drin! Da schoss Dr. B. aus seinem Arzt-
zimmer heraus, brüllte die Sprechstundenhilfe an, dass Frau Karl eine Patientin
von Frau Dr. G. sei und nicht von ihm.
Dann sah er meinen Mann und sagte
plötzlich: „Wenn Sie schon da sind, dann
kommen Sie eben mit." Er hörte sich kurz
meine Schilderung an, unterbrach mich
einfach und sagte: „Sie haben nichts! Sie
gehören ein paar Stunden vor den Fern-
seher gesetzt, um sich abzulenken!" Sein
Ton war entsprechend laut und sehr un-
verschämt. Dann kam sein Psychoding!
Er meinte: „Sie haben bestimmt Probleme mit Ihrer Schwester!" Mein Mann und
ich sahen uns sehr erstaunt an und ich
erwiderte: „Ich habe keine Geschwister!"
Bingo!! Er bekam einen knallroten Kopf
und fuhr leicht irritiert fort, ich solle mich

doch auf den Stuhl setzen und er schaut
noch schnell nach, ob ich nicht doch
schwanger wäre! Natürlich war ich nicht
schwanger! Die Verabschiedung fiel kühl
und kurz aus. Übrigens: Eine Rechnung
habe ich bis heute nicht gestellt bekommen.

Kaum waren wir draußen, schimpfte
mein Mann: „Was war das für ein Kur-
pfuscher?" So kannte ich meinen Mann
überhaupt nicht. Er verbot mir sogar, dort
noch einmal hinzugehen, was ich ja sowieso nicht mehr getan hätte.

Und wieder einmal hatte ich die Nase
gestrichen voll von Ärzten! Irgendwann
bekam ich noch einmal einen Tipp von
meiner Nachbarin, ich sollte doch mal zu
ihrem Frauenarzt gehen, der sei recht gut
und wenn er nicht weiter weiß, dann
würde er mich bestimmt an einen Fach-
arzt verweisen.

Diesmal dachte ich bei mir, das ist das
letzte Mal, dass ich zu einem Arzt gehe!
Danach muss ich eben so gut es geht mit
diesem Handicap weiterleben. Als ich
dort hinkam, fand natürlich wieder ein
ausführliches Gespräch statt. Doch dieser
Arzt sagte mir dann folgendes: „Wir behandeln Ihre Blutwerte, also Ihr Blut und

dann Sie!" Es war eine sehr interessante
Aussage für mich, denn er meinte damit:
Wenn man etwas nicht gleich sieht, auch
nicht im Blut und der Patient trotzdem
etwas hat, muss man eben so lange suchen, bis man es findet. Dann kam ich
wieder einmal ins Zweifeln. Sofort musste ich auf den gynäkologischen Stuhl!
Genau dasselbe wie bei den anderen Ärzten! Schade! Ein Jahr lang behandelte
mich dieser Arzt, leider ohne Erfolg! Ich
wurde über die letzten Jahre hinweg immer schwächer. Hatte kaum noch Kräfte
für körperliche, anstrengende Arbeiten
und überhaupt war ich sehr verzweifelt.

Mit meinem Vater konnte ich immer ruhig und vernünftig über dieses Thema
reden, jedoch meinte auch er immer öfter,
dass ich lernen sollte, mit dieser Krankheit zu leben und dass mir niemand helfen könnte. Andere Frauen hätten auch
solche Probleme und müssten auch damit
leben. Ich stellte immer wieder fest, dass
ich seine Aussagen überhaupt nicht annehmen konnte. Immer wieder flammten
Gefühle in mir auf wie: Das gibt es doch
nicht! Irgendjemand muss mir helfen
können! Ich muss es schaffen, gesund zu

werden! Ich werde es schaffen, ich weiß,
dass ich es schaffen kann und muss!!!

Ich hatte meiner Familie fest verspro-
chen, dieses Problem in den Griff zu bekommen. Ich merkte auch, dass es für die
ganze Familie recht belastend war. Und
ich merkte, wie ich langsam aber sicher
daran kaputt ging. Überall musste ich
absagen, wenn ich Termine hatte oder
zum Arbeiten gehen sollte. Ich kam mir
wirklich wie der „Oberloser" vor. Das
schlimmste für mich war, dass ich merkte, dass ich immer weniger und weniger
wurde. Vom Köpergewicht her und auch
von den Kräften, die mich immer häufiger verließen. Es ist sehr anstrengend,
alle 4 Wochen krank zu sein, sich wieder
aufzurappeln und sämtliche Hausarbeiten
nachzuholen! Man ist praktisch gesehen
nie auf dem neuesten Stand. Immer heißt
es nachholen und aufarbeiten!

So saß ich eines Tages, genauer gesagt
vor 4 Jahren, alleine in meinem Wohn-
zimmer. Es war früh am Morgen. Die
Tränen liefen mir über das Gesicht, ich
wusste, wenn ich jetzt nicht das Richtige
tue, dann schaue ich mir die Radieserl

von unten an! Plötzlich wurde ich völlig ruhig! Ein Gedanke durchzuckte meinen Kopf! Wir leben hier in einer Weltstadt. Da wird es doch die richtige ärztliche Behandlung für mich geben!! Es war der letzte Hoffnungsschimmer, den ich hatte! Wenn ich es jetzt nicht schaffen würde, gesund zu werden, dann wahrscheinlich überhaupt nicht mehr. Für mich dachte ich folgendes: Das wage ich jetzt zum allerletzten Mal. Ansonsten muss ich akzeptieren, dass es für mich keine Hilfe gibt! Wie ich dieses Leben noch verbringen sollte, wusste ich damals noch nicht! Aber o.k.! Ich hatte jetzt noch eine letzte Möglichkeit vor mir! Ich holte das dicke städtische Telefonbuch heraus, schlug das Deckblatt auf, blätterte ein, zwei Seiten um und stieß dann auf eine ärztliche Übersichtsseite. Auf dieser befand sich eine gerahmte Anzeige, die mir sofort ins Auge fiel – mit dieser dicken, fetten Überschrift, die folgendermaßen lautete: „Hormonzentrum München". Ich wusste sofort, dass dies meine letzte Chance war. Ich zögerte nicht lange, beruhigte mich erst noch, dann griff ich zum Telefon. Eine freundliche, junge Sprechstundenhilfe war dran und ich fragte sie, ob ich

zur Untersuchung kommen könnte oder
ob es „nur" ein Hormonzentrum für For-
schungszwecke sei. Die junge Stimme
bestätigte mir, dass ich natürlich untersucht werde und ob ich lieber eine Ärztin
oder einen Arzt bevorzuge. Ich entschied
mich für einen Arzt. Dieser Termin rück-
te nun also immer näher und ich wurde
sehr nervös! Ich weiß nicht, ob es heute
noch so im Hormonzentrum gehandhabt
wird, dass Erstpatienten genaue Informationen erhalten z.B. über die genaue
Wegbeschreibung, um pünktliches Er-
scheinen u.a. gebeten werden bzw. andere
Punkte schriftlich mitgeteilt werden. Das
fand ich persönlich sehr gut.
Nun war er endlich da, mein erster Termin im Hormonzentrum München. Wenn
ich nachträglich daran denke, was ich an
Wegen zu diversen Ärzten zurückgelegt
habe, so war dieser Weg einer der kürze-
ren. Praktisch um die Ecke. Wenn die
Straßen frei sind, auf dem Mittleren Ring,
dauert die Fahrt höchstens 15 Minuten.
So machte ich mich auf den Weg. Dort
angekommen meldete ich mich bei den
Sprechstundenhilfen an. Jetzt begann das
bange Warten. Ich überlegte mir schon
einmal, wie ich anfangen könnte, dem

Arzt meine Geschichte zu erzählen. Doch glücklicherweise wurde ich durch das emsige Treiben um mich herum etwas abgelenkt. Da ging die Tür auf und ich wurde von einem Mann älteren Jahrgangs aufgerufen. Schon saß ich ihm gegenüber und er fragte mich, was er denn für mich tun könne. Mein erster Satz lautete, er solle mir doch bitte helfen, ich wüsste nicht mehr weiter und dass hier bei ihm meine letzte Chance für mich wäre! Er erschrak sehr. Das tut mir heute noch sehr leid! Dann erzählte ich ihm meine Geschichte. In diesem Moment erzählte ich alles, jedes kleinste Detail, das für ihn wichtig sein könnte. So hatte ich mich einem Arzt gegenüber noch nie geöffnet! Mein Gefühl sagte mir einfach, dass ich hier endlich richtig war! Ich konnte nur unter Tränen berichten, so fix und fertig war ich mit Gott und der Welt. Er fragte mich auch, warum ich nicht früher gekommen sei. Das Hormonzentrum gibt es schon seit 19 Jahren (zum damaligen Zeitpunkt). Ich musste gestehen, dass ich noch nie davon gehört hatte und dass mich auch kein anderer Arzt darauf aufmerksam gemacht hatte. Ich hatte einen Zettel bei mir, auf diesem standen sämtli-

che Symptome, damit ich auf gar keinen
Fall etwas vergaß. Was sind denn das für
Symptome, werden Sie sich jetzt fragen,
liebe Leserinnen. Ich nenne Ihnen gerne
meine Symptomatik, damit Sie sie mit
ihren Symptomen vergleichen können,
denn es soll Ihnen, liebe Leserinnen und
Leser, auf alle Fälle weiterhelfen.

Symptome:

- Schlafstörungen
- Verdauungsschwierigkeiten – bzw.
  Stuhlgang – Abnehmen
- Kräfte- und Ausdauermangel
- Schnell nervös und mit den Nerven
  runter
- Große innere Anspannung vor Rei-
  sen, Urlaubsfahrten
- Konzentrationsschwäche
- Nervöse Unruhe
- Heißhungerattacken vor Periode
- Keine regelmäßige Zeit, um abends
  ins Bett zu gehen
- Abends kräftemäßig mit Aufräumar-
  beiten überfordert
- Hausarbeit z.T. nur mit vielen Pau-
  sen erledigt

- Übelkeit bis hin zu Erbrechen vor Periode
- Putzfimmel
- Stimmungsschwankungen vor Periode

Nachdem er alles in seinen Computer aufgenommen hatte, erklärte er mir einiges. Ich schöpfte wirklich wieder neue Hoffnung und langsam beruhigte ich mich wieder. Ehrlicherweise machte er mich darauf aufmerksam, dass er kein Wunderdoktor sei, dass alles seine Zeit brauche, und wenn jemand wie ich 24 Jahre lang mit Hormonen Schwierigkeiten hatte, ginge das nicht von heute auf morgen weg!! Das ist genau der Knackpunkt an einer Hormongeschichte. Die Geduld, liebe Leserinnen und Leser, die man für sich selbst braucht, ist nicht ohne. Es ist eine gute Übung fürs Leben, denn vielen Menschen mangelt es ohnehin an Geduld!! Er sprach also nur das an, was ich mir auch dachte! Er war mir wirklich sehr sympathisch. Dann geschah ein kleines Wunder! Ich musste zum allerersten Male nicht auf den gynäkologischen Stuhl! Nein! Ich wurde gleich ins Labor geführt, wo die erste, genaue Blut-

untersuchung auf mich wartete!! Na also,
dachte ich bei mir, es geht auch anders!!
Das war für mich die absolute Bestäti-
gung, worüber ich schon sehr oft nachge-
dacht hatte! Auf die Blutwerte wartet
man ca. eine Woche. Man kann nochmals
persönlich beim Arzt vorsprechen oder
man fragt telefonisch nach. Ich hatte dann
genau dieses persönliche Gespräch mit
ihm noch vor mir und ich hoffte sehr,
dass einiges nicht stimmen würde! Denn
sonst hätte ich meinen Familienangehörigen Recht geben müssen, dass bei mir
einiges im Kopf nicht stimmte. Es war
also ein sehr bedeutender Moment für
mich. Wieder erklärte er mir sehr genau,
was in meinem Hormonsystem nicht
stimmt. Ich bekam mehrere Rezepte mit
drei wichtigen Medikamenten und darüber hinaus mehrere Infoblätter, was diese Hormone bzw. diese Medikamente im
Körper bewirken. Das beeindruckte mich
sehr und ich fühlte mich dort sehr gut
aufgehoben. Das war das erste Mal, dass
man mich ernst nahm und auf meine
Probleme einging. Ich war jetzt schon
überglücklich! Und ich hoffte unendlich,
dass es jetzt endlich mit mir bergauf ging.
Wie gesagt: Nach 3 Jahren Behandlung

hat sich vieles in mir gebessert. Ja, ich bin ein völlig neuer Mensch geworden. Viel ausgeglichener, viel ruhiger und überlegter. Meine Kräfte haben wieder zugenommen. Ich bin viel leistungsfähiger als vorher. Alles was mir vorher so mühsam und aufwendig vorkam, geht heute – zack, zack – 5mal so schnell und einfach. Aber gerade durch diese Erfahrung weiß ich heute schon, wie es einst im Alter werden wird. Ich habe sehr viel mehr Verständnis für ältere Menschen und deren Kräfte, weil ich selbst weiß, wie das ist. Natürlich haben sich auch andere Symptome, die ich hatte, sehr verbessert und ich bin heute schon glücklich mit dem, was ich insgesamt erreicht habe. Deshalb hat mich der Gedanke nicht mehr losgelassen, eine Beratungsstelle für betroffene Frauen aufzubauen. Natürlich ohne ärztliche Beratung. Das steht mir nicht zu. Ich bin kein Arzt. Aber ich finde den Austausch über dieses Thema sehr wichtig und selbstverständlich auch das Weiterleiten der betroffenen Frauen an die richtigen Ärzte! An Fachärzte, die sich mit solchen speziellen Frauenproblemen auskennen. Und jede Frau reagiert anders mit einem solchen Hormonproblem.

Übrigens: Inzwischen haben sich auch einige Männer bei mir gemeldet. Jeder menschliche Körper besteht aus Hormonen. Auch Männer werden im Hormonzentrum München behandelt. Auch das darf kein Tabuthema mehr sein – gerade in unserer heutigen Zeit.

Deshalb möchte ich nochmals betonen: Kein Geld der Welt ist mir wichtig, nur die innere Bereicherung, anderen Menschen helfen zu können. Dann kann ich wenigstens sagen, dass mein anstrengendes und hartes Leben nicht ganz umsonst war! Das ist mir ein wichtiges Anliegen.

Teil II

Liebe Leserinnen und Leser, jetzt beginnt der II. Teil dieses Buches, nämlich der medizinische, fachmännische Teil. Dadurch erhält jede/jeder von Ihnen einen kleinen Einblick, welche Medikamente bei welchen Beschwerden helfen und Sie sich hoffentlich damit identifizieren können. Ich betone nochmals, dass diese Informationen nicht von mir persönlich stammen, sondern aus den Infoblättern des Hormonzentrums München. Die Adresse hatte ich anfangs schon angegeben, ebenso die Internetadresse. Sollten Sie Interesse zeigen, fordern Sie doch bitte kostenloses Infomaterial an. Verwenden Sie bitte keines dieser Medikamente vom Hersteller Vitabasix ohne die Empfehlung Ihres Arztes! Die Medikamente erhalten Sie nur gegen Rezept! Wie Sie an anderer Stelle schon diesem Buch entnehmen konnten, ist das Hormonsystem eines jeden Menschen ein sehr ausgeklügeltes und komplexes System, dem nur durch ein richtiges Zusammenspiel vernünftig gegebener Medikamente geholfen werden kann.

PRODUKTINFORMATIONEN

MELATONIN – natürlich schlafen und gesünder alt werden:

- Reguliert den Schlaf-Wach-Rhythmus
- Ist natürliches Schlafmittel schlecht-hin
- Hat ausgeprägte Schutzwirkungen gegenüber freien Radikalen
- Stimuliert das Immunsystem
- Wirkt im Tierexperiment lebensver-längernd
- Kann die Überlebenszeit bei Krebs verlängern
- Hat keine Suchtpotenz

Indikationen:

- Schlaf:

  Nach seiner Entdeckung 1958 durch Dr. Aaron Lerner wird Melatonin seit Beginn der 80er Jahre intensiv erforscht. Damals entdeckte man die Wirkung auf die Schlaf-Wach-

Steuerung von Melatonin und begann, die Substanz bei Schlafstörungen und beim Jetlag einzusetzen. Bei doppelblinden Studien konnte gezeigt werden, dass Melatonin das Einschlafen fördert und die Schlafqualität steigert. Außerdem wird auch das Durchschlafen gefördert. Melatonin ist aber nicht mit herkömmlichen Schlafmitteln zu vergleichen, die oftmals ausgeprägte Nebenwirkungen und auch ein nicht geringes Abhängigkeitspotential haben. Außerdem unterdrücken manche Schlafmittel sogar die Melatoninproduktion im Körper. Melatonin dagegen hat keine suchterregende Wirkung, sondern optimiert den natürlichen Schlafrhythmus. Dadurch fällt auch die Morgenmüdigkeit weg, die oftmals bei Schlafmitteleinnahme eintritt.

- Jetlag:

Melatonin hat die Eigenschaft, Verschiebungen des Schlaf-Wach-Rhythmus zu regulieren, wie sie besonders bei Flügen über mehrere

Zeitzonen auftreten. Mehrere Studien haben bewiesen, dass Melatonin die Wiederanpassung an die geänderte Zeitzone beschleunigt bzw. sogar Jetlag-Symptome unterdrücken kann.

- Immunsystem, Krebs und Altern:

Mitte der 90er Jahre wurde bekannt, dass Melatonin die Zellen vor schädlichen Radikalen schützt und aufgrund dieser Eigenschaft im Tierversuch eindeutig lebensverlängernd wirkt. Melatonin erhält außerdem die zytotoxische Wirkung der NK-Zellen (natural killer cells), die bei der Immunabwehr wichtig sind und stimuliert das Immunsystem. Die immunsuppressiven Effekte von Kortisol können durch Melatonin wieder aufgehoben werden. Aufgrund der zellschützenden, immunstimulierenden und antiproliferativen Wirkungen von Melatonin wurden auch Studien durchgeführt, bei denen die Substanz zur Krebsbehandlung eingesetzt wurde. Es gibt bislang zwar noch keinen Hinweis,

dass Melatonin die Überlebensrate
bei Krebs erhöht, allerdings scheint
sich aber die Überlebenszeit bei den
Patienten zu verlängern. Weitere
Wirkungen von Melatonin sind eine
Senkung des Augeninnendrucks,
was bei der Behandlung von grünem
Star, der durch erhöhten Augenin-
nendruck gekennzeichnet ist, von
Bedeutung sein könnte. Entspre-
chende Versuche laufen bereits.

- Weitere mögliche Einsatzgebiete
  sind:

  - Glaukom: durch Senkung des Au-
    geninnendrucks
  - Depressionen: Patienten mit be-
    stimmten Depressionen weisen
    niedrige Melatoninspiegel auf
  - Bluthochdruck: Melatonin wirkt
    blutdrucksenkend
  - Herzkreislaufsystem: Melatonin
    schützt Herz und Gefäße durch
    seine antioxidative Wirkung vor
    schädlichen Cholesterinablage-
    rungen

DHEA – ist Grundlage für viele körpereigene Hormone und eine natürliche Hormonunterstützung für gesundes Altern

- Wirkt durch Unterstützung des Abbaus schädigender Stresshormone, stressbekämpfend
- Stimuliert das Immunsystem
- Stabilisiert den Zuckerstoffwechsel und führt zu einer deutlichen Senkung des Risikos, an Altersdiabetes zu erkranken
- Führt zu einer deutlichen Senkung des Schlaganfall- und Infarktrisikos durch Verhinderung von Blutverklumpungen
- Senkt den Cholesterinspiegel und damit das Risiko einer Herz-Kreislauferkrankung
- Verfügt über eine ausgeprägte Präventivwirkung gegen Brust-, Haut-, Darm- und Lungenkrebs
- Führt zu Gewichtsreduktion durch Steigerung des Energieumsatzes und Reproduktion der Fettablagerungen
- Steuert den Hormonstoffwechsel, u.a. von Östrogen und Testosteron,

sowie dessen Stabilisierung auf jugendliche Werte
- Steigert die Sexualkraft und das sexuelle Verlangen

Indikationen:

- Altern:

  Altersforscher sind der Meinung, ein gestörtes Gleichgewicht zwischen Cortisol- und DHEA-Produktion sei für zahlreiche, auf Stress und Alterung zurückzuführende Beschwerden verantwortlich. Bei Studien konnte gezeigt werden, dass DHEA bei älteren Menschen ein allgemeines „Wohlgefühl" bewirkt. Außerdem kann durch die Einnahme von DHEA besser mit Stress umgegangen werden.

- Immunsystem:

  DHEA wirkt direkt auf die Lymphozyten und stimuliert mit Interleukin-2 ein wichtiges Kommunikationsprotein der Immunregulation. DHEA wirkt stärkend auf das Immunsystem

und macht den Körper widerstands-
fähiger gegen Infektionen. Extrem
niedrige DHEA-Spiegel wurden
auch bei Patienten mit Arterioskle-
rose, Bluthochdruck, Gedächtnis-
und Konzentrationsschwäche, bei
Übergewicht und gestörtem Fett-
stoffwechsel, chronischem Ernäh-
rungssyndrom, bei hohen Choleste-
rinwerten, bei Alzheimer'scher
Krankheit und bei multipler Sklerose
gefunden. Auch bei Lupus erythe-
madoides, einer Autoimmunerkran-
kung, bei Osteoporose, Depressionen und Asthma fanden sich niedrige DHEA-Spiegel. Bei all diesen
Erkrankungen kann die DHEA-
Substitution helfen, Symptome zu
verringern und die Lebensqualität zu
steigern

- Krebs:

DHEA kann Krebs nicht heilen und
darf nicht anstelle einer etablierten
Krebstherapie eingenommen werden, da die Studien über seine Wirkungen noch nicht abgeschlossen
sind. Mehrere Studien zeigten aber,

dass der Ausbruch von Krebserregern in direktem Zusammenhang mit niedrigen DHEA-Spiegeln zu stehen scheint. Im Laborversuch konnte das Wachstum mehrere Krebsarten erfolgreich unterdrückt werden.

PREGNENOLON – Die ideale Verstärkung von DHEA und Melatonin zur Vorbeugung vieler Altersbeschwerden

- Stresszustände, Erschöpfung, Ermüdung
- Menstruationsstörungen
- Wechseljahrsbeschwerden
- Altersbeschwerden
- Hirnleistungsstörungen
- Gelenkerkrankungen

Indikationen:

- Entzündliche Gelenkerkrankungen (Arthritis):

Pregnenolon wurde zur Erkrankung rheumatischer Gelenkserkrankungen bereits in den 40er Jahren mit Erfolg eingesetzt. Insbesondere erwies sich

Pregnenolon als deutlich besser verträglich als Kortison, Salicylate, Gold und andere Rheumamittel.

- Chronische Müdigkeit, Stress und Erschöpfung:

Mehrere Studien weisen nach, dass mit einer Tagesdosis von 50 mg Pregnenolon Ermüdung und Stress wirksam gebessert werden können. Millionen Menschen, die Pregnenolon regelmäßig niedrig dosiert eingenommen haben, konnten von stressmindernden und leistungssteigernden Pregnelonon-Effekten bislang profitieren. Außerdem ist es bei Depressionen, Angstzuständen und Schlafstörungen wirksam.

- Gedächtnis:

Zahlreiche Studien der vergangenen 30 Jahre konnten nachweisen, dass mit der gering dosierten Zufuhr von Pregnenolon die Gedächtnisleistung, insbesondere das Langzeitgedächtnis, verbessert werden kann. Pregnenolon wurde deshalb auch als „Smart Drug" bezeichnet. Offensichtlich schützt es auch vor altersbezogenen Hirnfunktionsstörungen und Demenzerkrankungen wie dem Alzheimer-Syndrom. Gesunde und jüngere Menschen, die häufig Stresszuständen ausgesetzt sind, können ebenfalls die hirnleistungssteigernde Pregnenolon-Qualität nutzen.

- Frauenbeschwerden:

Da Pregnenolon eine Vorläufersubstanz weiblicher Sexualhormone (Progesteron, Östrogen) ist, kann die Zufuhr von Pregnenolon stabilisierend auf die weibliche Sexualfunktion wirken, etwa bei Menstruationsstörungen oder Wechseljahrsbeschwerden (Menopause). Pregnenolon versorgt Frauen nach der Menopause sicherer und ohne die gefürchteten Östrogen-Nebenwirkungen mit hormoneller Grundsubstanz und sichert über Progesteron-Effekte die Gesundheit der weiblichen Sexualorgane. Vermännlichungseffekte durch eine Pregnenolon-Zufuhr sind äußerst unwahrscheinlich, da Pregnenolon nur

in sehr geringem Umfang am Stoffwechsel männlicher Sexualhormone
(Androgene) beteiligt ist.

-   Altersbeschwerden:

    Pregnenolon gilt als „Anti-Aging-
    Substanz", da es altersbedingte kog-
    nitive und körperliche Funktionsstö-
    rungen und Abbauprozesse günstig
    beeinflussen kann. Wirkungen ent-
    stehen wahrscheinlich direkt durch
    die aus Pregnenolon hervorgehenden
    Hormonsubstanzen. Eine Pregneno-
    lon-Behandlung wird allen Diabeti-
    kern über 40 Jahren empfohlen und
    ist manchmal auch für jüngere Pati-
    enten und Patienten mit juvenilem
    Diabetes geeignet. Im Versuch
    konnte nachgewiesen werden, dass
    Pregnenolon die Beta-Zellen der
    Bauchspeicheldrüse erneuert und
    somit bei Zuckerkrankheit hilfreich
    sein kann.

-   Die zusätzliche Einnahme von
    DHEA steigert die Wirkung beider
    Substanzen, da Pregnenolon ein di-
    rekter Vorläufer von DHEA ist.

- Pregnenolon kann (mit oder ohne DHEA) auch in Verbindung mit Melatonin optimal genutzt werden: Pregnenolon aktiviert Energie und Leistungsfähigkeit tagsüber. Melatonin gewährleistet die Energierückgewinnung während der nächtlichen Ruhephase. Beide Hormone sichern die Energiebalance, Stresskontrolle und Erholung und erhöhen die Widerstandkraft gegen Gesundheitsstörungen in allen Körperbereichen bis ins hohe Alter.

5 HTP – Durch Erhöhung des Serotoninspiegels werden Depressionen auf natürliche Art behandelt

- Steigert den Serotoninspiegel
- Gleicht Stimmungsschwankungen aus und hilft bei Depressionen
- Verkürzt die Einschlafzeit
- Senkt den Appetit und hilft beim Abnehmen
- Erhöht die Schmerztoleranz
- Ist ein natürliches Migränemittel

Indikationen

- Depressionen:

  Dr. W. Pöldinger, Psychiatrische U-
  niversitätsklinik Basel, konnte bereits
  1991 zeigen, dass 5 HTP bei Behand-
  lungen von Depressionen zumindest
  genauso wirksam war wie gebräuchli-
  che Antidepressiva –bei weniger Nebenwirkungen. 5 HTP gleicht Stimmungsschwankungen aus (vor allem
  bei bipolaren Depressionen) und
  senkt das Aggressionspotential. Des-
  weiteren werden auch Angstattacken
  reduziert.

- Migräne:

  Migräne wird u.a. durch eine abnor-
  me Serotoninfunktion in den Blutgefäßen ausgelöst. 5 HTP kann diese
  Funktionsstörung normalisieren helfen.

- Schlafstörungen:

  5 HTP verkürzte in Versuchen die
  Einschlafzeit um die Hälfte, ohne die

Schlafmuster zu stören. Außerdem
wird ein schnellerer, konzentrierter
Wachzustand erreicht. Die Ursache
liegt in der Interaktion mit Melatonin,
das ein Stoffwechselprodukt der Sero-
toninproduktion ist und durch erhöhte
Serotoninspiegel ebenfalls gesteigert
wird.

- Appetit und Gewichtsverlust:

  5 HTP senkt erwiesenermaßen den
  Appetit und kann so zu einer ausge-
  prägten Gewichtsreduktion, bereits
  nach relativ kurzer Zeit führen. Im
  Gegensatz zu herkömmlichen Appe-
  titzüglern ist 5 HTP sehr verträglich
  und sicher.

- Herz-Kreislauferkrankungen:

  5 HTP hat aufgrund seiner angstlö-
  senden und aggressionshemmenden
  Wirkungen einen direkt positiven
  Einfluss auf das Herz-
  Kreislaufsystem, da es vor zu viel
  Adrenalinausschüttung schützt.

- Fibromyalgie:

Die Erhöhung des Serotoninspiegels
über die Zufuhr von5 HTP bewirkt
eine Erleichterung vieler Fibromyal-
giesymptome, einschließlich Schmerzen, Gelenksteife und Schlafstörungen.

SEROTONIC – durch die ausgewählte
Zusammensetzung verschiedener antidepressiv wirkender Substanzen, Vitamine
und Spurenelemente werden die Neu-
rotransmitterspiegel im Gehirn ausgegli-
chen und damit Angst, Unruhe und Gemütsschwankungen bekämpft.

- Stellt das Neurotransmittergleichge-
  wicht im Gehirn wieder her
- Bekämpft depressive Verstimmun-
  gen, Angstzustände, Unruhe und
  Gemütsschwankungen
- Enthält eine ausgewogene Mischung
  antidepressiv wirkender, natürlicher
  Substanzen

Indikationen

Serotonic ist zur Behandlung von depressiven Verstimmungen, Angstgefühlen und Unruhezuständen geeignet. Die Neurotransmitter im Gehirn werden wieder ins Gleichgewicht gebracht, was Stimmungsschwankungen entgegenwirkt. Man fühlt sich vitaler und aktiver und kann auch mit Stress besser umgehen, weil die Grundstimmung positiver wird.

Ja, liebe Leserinnen und Leser! Das war ein kleiner Einblick für Sie, damit Sie erfahren, welche Symptome es im Zusammenhang mit Hormonstörungen gibt und welche Wirkungen diese Medikamente zeigen. Aus meinen eigenen Erfahrungen kann ich berichten, wie wertvoll diese Medikamente sind. Gerade am Anfang, als ich einige von ihnen bekam, waren die ewigen Brust- und Unterleibsschmerzen (Ziehen) wie weggeblasen. Meine Konzentration funktioniert wieder wesentlich besser. Der Schlaf ist tief und

ich wache jeden Morgen frisch und erholt
auf. Ich habe viel Kraft für den Tag, was
ich schon lange nicht mehr kannte. Auch
durch die regelmäßige Einnahme der
Medikamente gehe ich zu sehr regelmäßigen Zeiten abends ins Bett. Noch vor 3
Jahren sah dies anders aus: Einmal war
ich um 21 Uhr müde, dann um 22.30 Uhr
oder an schlimmen Tagen schon um 20
Uhr. Auch hier tritt eine Regelmäßigkeit
ein, die dem Körper sehr gut tut. Abgenommen habe ich auch!! Zwei ganze Ho-
sengrößen kleiner! Damit fühle ich mich
wieder sehr gut, denn ich kann wieder
figurbewusstere Kleidung tragen. Es
stimmt also wirklich: Mit den richtigen
Hormonen kann man abnehmen! Ich
konnte jahrelang nicht mehr Fahrrad fahren, weil ich vom Unterleib her, bis in die
Beine hinein, kaum Kraft hatte. Auch das
geht zu meiner großen Freude endlich
wieder! Doch der größte Erfolg liegt bei
mir darin, dass auch mein Mann feststellte, dass es mit mir bergauf geht. Aber
trotz allem betone ich immer wieder, dass
man sehr viel Geduld und Kraft in die
eigene Genesungszeit investieren muss.
Geben Sie nicht auf, bleiben Sie dran und
seien Sie konsequent mit sich selbst. Und

wenn ich eines Tages positive Rückmeldungen von Ihnen bekommen würde,
wäre ich sehr glücklich und wüsste, dass
sich alles doch irgendwie gelohnt hat.

Nun würde ich noch ganz gerne gemeinsam mit Ihnen einen Streifzeug durch das
Buch „Die Wahrheit über Hormone" von
Privatdozent Dr. med. Alexander Römmler, ehemaliger Chefarzt des Hormonzentrums München, machen.

Was sind eigentlich Hormone?

Neben dem Nervensystem mit seinen
„elektrischen" Reizleitungen sind Hormone ein weiteres sehr präzises Kommu-
nikationssystem des Körpers. Hormone
sich chemische Botenstoffe die örtlich
über die Gewebsflüssigkeit und in die
Ferne über das Blut transportiert werden.
Am Zielort steuern sie lebenswichtige
Funktionen der Zellen, die sie antreiben
oder bremsen, vor allem aber koordinie-
ren. Ihre Dosierung wird meist durch
Rückmeldesysteme kontrolliert. So ist ein
geregeltes Miteinander von Zellen, Geweben, Organen und geistigen Funktionen möglich, das ständig auf wechselnde
Anforderungen unserer Umgebung rea-
gieren kann.

Die „verrufene" Hormonersatztherapie

Aber genau da drückt der Schuh!: Die
jahrzehntelang vielen Frauen verschrie-
bene Hormonersatztherapie in Form von
Tabletten mit künstlichen Hormongaben
ist seit der Veröffentlichung mehrerer

großangelegter Studien gründlich in Verruf geraten. Die ohnehin mit den Wechseljahren steigenden Risiken, an Brustkrebs oder einer Thrombose zu erkranken, sind unter der herkömmlichen Therapie mit Hormontabletten deutlich erhöht – so das eindeutige Ergebnis neuerer Forschung. Zwar haben zahlreiche Frauen von dieser Therapie auch profitiert und Wechseljahrsbeschwerden oder ein erhöhtes Osteoporoserisiko erfolgreich behandelt. Doch wer möchte sich nach den neueren Erkenntnissen noch selbst zum Versuchskaninchen machen und ausprobieren, ob er Hormontabletten nun gut verträgt oder aber ernsthaft erkrankt? Noch zynischer muten aufgestellte Bilanzen an, in denen soundsoviele Fälle von ersparten Knochenbrüchen mit soundsovielen Fällen von neu auftretendem Brustkrebs verrechnet werden. Doch der ältere Mensch hat es verdient, dass ihm eine individuell abgestimmte Hormonsubstitution in den Wechseljahren angeboten wird, die seine natürlichen Hormonspiegel der jüngeren Jahre wieder herstellt.

Wiederherstellen der „Normalität"

Daher kann mit der Wiederherstellung
solch normaler Hormonspiegel eigentlich
nicht viel falsch gemacht werden. Für
Endokrinologen ist diese Einstellung
auch nichts besonderes, denn sie hat sich
bei anderen Hormongaben schon lange
bewährt, z.B. beim Ersatz fehlender
Schilddrüsenhormone bei jungen genauso
wie bei alten Menschen. Der Schock über
die nachgewiesenen Risiken der Hormonersatztherapie sitzt aber tief und hat
auf breiter Ebene leider dazu geführt,
Hormongaben in Bausch und Bogen zu
verdammen. Viel zu wenig wurde beach-
tet, dass nicht die Hormongaben an sich
gefährlich sind, sondern dass die Risiken
aus einer nicht körperidentischen (also
unnatürlichen) Art der Hormone, der Art
der Verabreichung und der gewählten
Dosierung resultieren können. Es gibt
heute durchaus Alternativen zur herkömmlichen Hormontablette in Einheits-
dosierung, die weitaus bessere Resultate
erzielen und nicht mit den gefürchteten
Krankheitsrisiken belastet sind. Diese
sind bereits durch großangelegte Studien
ausführlich in ihrer Wirksamkeit und

guter Verträglichkeit belegt. Im folgen-
den soll dies genauer dargestellt werden.
Auch wird erklärt, wann die Wechseljahre nicht einfach „durchlitten" werden
müssen – erst recht nicht dann, wenn man
gesundheitsbewusst leben möchte.

Also kurz gesagt: Die natürlichen Hormonspiegel lassen sich durch eine sehr
sorgfältig dosierte Hormonsubstitution
wieder herstellen. Wichtig dabei ist die
Gabe der RICHTIGEN Hormone. Denn
das Risiko besteht in der Verabreichung
unnatürlicher, d.h. nicht körperidentischer
Hormone.

Liebe Leserinnen und Leser! Was mir
auch total neu war, ist folgende Tatsache:
<u>Sanft aber effektiv – Hormone als Creme
oder Gel!</u>

Es sind also nicht die Östrogene an sich,
die schlecht für den Organismus sind –
wie sollten sie auch, denn sie gehören
zum gesunden Leben. Es ist das orale
Anwendungsprinzip der Östrogene, das
risikobehaftet ist. Damit bietet sich auch

gleich der Ausweg an: Die transdermale Darreichung (über die Haut) umgeht diese Probleme. Es reicht etwa ein Vierzigstel der oralen Östrogendosis, um niedrignormale Wirkspiegel im Blut wiederherzustellen (Substitution). Die Anflutung hoher Östrogenmengen an der Leber wird umgangen, damit entfallen deren Störpotentiale, die Risiken sinken beträchtlich. Eine Speicherung höherer Östrogenmengen im Körper, inklusive in der Brust, wird vermieden. Es gelingt nicht oft in der modernen Medizin, mit einer solch simplen Veränderung einer Darreichungsform so gravierende Verbesserungen zu erzielen. Und das ohne Nachteil für die Wirksamkeit.

Also gilt auch hier wieder kurz gesagt, lt. Dr. Römmler:

> Da der Abbau der Östrogene über die Leber so problematisch ist, heißt der Ausweg: Transdermal, die Anwendung von Creme oder Gel über die Haut; hierbei ist auch eine viel geringere Östrogendosis ausreichend.

Keine Angst vor Hormonen

Tragisch ist, dass wegen der Folgen einer
solch ungünstigen herkömmlichen Medi-
kation eine an sich notwendige und für
die Gesundheit förderliche Östrogensub-
stitution in Verruf gekommen ist. Dennoch: Keine Angst vor Hormonen!! Statt
Östrogenanwendungen zu verbauen, sollten Wege zur Risikoreduktion beschritten
werden. Und da gibt es nun Auswege:
Ein richtiger, d.h. risikoarmer und natürlicher Hormonersatz ist durch transder-
mal verabreichte Östrogene und das natürliche Progesteron bereits erreichbar.

Ich bin sehr froh, dass Dr. Römmler gerade zu diesem Punkt „Angst von Hormonen" ein Kapitel in seinem Buch beschrieben hat. Denn ich habe schon mit
vielen Frauen darüber gesprochen und
genau dieser Punkt schlug mir auch sofort
entgegen. Die Frauen sagten beispielsweise: Oh je, was muss ich denn da nehmen? Die hintergründige Angst stand
plötzlich im Vordergrund. Der weibliche
Körper wird mit starken Hormontabletten
vollgepumpt und dann müssen diese
Frauen sehen, wie sie damit klarkommen.

Meistens ist die Dosierung der Medikamente völlig falsch bemessen und disharmoniert völlig mit anderen Medikamenten.

Liebe Leserinnen und Leser, ich wiederhole mich gerne: Keine Angst vor Hormonen!

Wie wir gleich hören werden, gibt es viele verschiedene Arten von Hormonen. Und wie ich es eingangs schon beschrieben habe, Fachärzte gehen sehr vorsichtig und umsichtig damit um. Also: Keine Angst vor Hormonen!

<u>Aber die richtigen Hormone müssen es sein!</u>

Es besteht eine große Auswahl an Östrogenen und gestagenen Hormonen, die zur Hormonbehandlung, zur Schwangerschaftsverhütung oder als Hormonersatz verwendet werden – dazu auch noch in verschiedenen Darreichungsformen. Deshalb muss erklärt werden, worin sich solche Hormone unterscheiden, welche natürlicherweise beim Menschen vorkommen und welche für einen risikoarmen

Hormonersatz in den Wechseljahren geeignet sind. Und zwar sowohl für den
Mann als auch für die Frau!

Übrigens: Ich hatte schon ein paar Mal
erwähnt, dass auch Männer im Hormonzentrum München behandelt werden. Je
mehr ich in diese Materie „Hormone"
eintauche, desto mehr habe ich den Eindruck, dass dieses System unseres Körpers uns stärker bestimmt als wir überhaupt annehmen. Ein kleines Beispiel
dazu: Schutz vor Osteoporose: Progesteron hilft beim Knochenaufbau mit, indem
es die Osteoblasten als knochenausbau-
ende Zellen stimuliert und das dort störende Kortison verdrängt. Es ist damit
auch hier eine gute Ergänzung zum Östrogen. Nicht nur wir als Patienten, ich
nehme an, einige andere Ärzte auch,
würden das Ganze als Calciummangel
abtun, so wie es bei mir ja auch war.
Doch die Lehre der Hormone greift viel
tiefer und fördert Tatsachen und Ergeb-
nisse zutage, nach deren Ursache man
sonst nur oberflächlich gesucht hätte. Das
erklärt auch, warum so einige Medikamente, die wir von anderen Ärzten bekommen, nicht richtig wirken. Meine

Schwiegermutter z.B. ist auch so ein Fall. Leider ist sie noch nicht dazu bereit, ins Hormonzentrum zu gehen. Ihre ganze Symptomatik spricht dafür. Ich hoffe für sie, dass sie doch noch diesen Schritt macht.

Die Großfamilie der Östrogene

- Synthetische Östrogene
- Natürliche Östrogene, körperidentische, artfremde
- Konjugierte Östrogene
- Noch viele unbekannte Östrogene
- Pflanzliche Östrogene

Die Auswahl an östrogenen und gestagenen Hormonen ist sehr groß. Dazu kommen noch die verschiedenen Darreichungsformen. Es ist wichtig zu wissen, worin sich die Hormone unterscheiden und welche für eine risikoarme Therapie in den Wechseljahren sowohl für die Frau als auch für den Mann geeignet sind.

Die Gruppe der Gestagene

- Synthetische Gestagene mit östrogener Wirkung
- Progesteron schützt vor Gebärmutterkrebs
  Progesteron als natürliches Gestagen ist ein vermutlich vor Krebs schützendes Hormon. Das gilt zunächst für die Gebärmutter und die Brust. Dass es möglicherweise auch weitere Organe schützt, zeigen neuere Untersuchungen
- Progesteron wirkt auch auf den Hormonspiegel von Schwangeren ein

DHEA = Dehydropindrosteron

Bei dem DHEA handelt es sich um eine körpereigene Substanz, die in großen Mengen in der Nebennierenrinde produziert wird. Der Körper baut daraus weibliche Hormone (Östrogene) und männliche Hormone (Androgene) auf.

DHEA – Überschuss- und Mangelsymptome

Gynäkologische Endokrinologen behandeln seit Jahrzehnten Mädchen und Frauen im Fall einer Überproduktion des DHEA. Anzeichen dafür sind Akne, vermehrte Körperbehaarung, Zyklusstörungen und gelegentlich Haarausfall am Kopf. Andererseits führt ein Mangel dieses Hormons besonders im Alter, zu Müdigkeit, Leistungsabfall, Beeinträchtigung der Sexualität, der Stimmungen, des Hautfetts, der Funktion unserer Blutgefäßwände u.v.m.. Solche hormonellen Zusammenhänge begründen das große Interesse an den Nebennierendrüsen auch bei Frauen in den Wechseljahren.

Die wichtigsten Drüsen der Hormonpro-
duktion

-    Hirnanhangdrüse – der Hormondiri-
     gent

> Die erbsengroße Hirnanhangdrüse ist
> innerhalb des endokrinen Systems
> die übergeordnete Drüse und kontrol-
> liert das gesamte Hormonsystem. Sie
> produziert eigene Hormone und be-
> einflusst auch die Hormonproduktion
> der anderen endokrinen Drüsen.

-    Hypophysenvorderlappen
-    Hypophysenzwischen-/-mittellappen
-    Hypophysenhinterlappen

> Der Hypophysenhinterlappen ist über
> den Hypophysenstiel direkt mit dem
> Hypothalamus verbunden, der über
> eine Nervenbildung die Hormone
> steuert, die im Hinterlappen produ-
> ziert werden.

-    Die vielfachen Funktionen der Ne-
     bennieren
-    Nebennierenmark
-    Nebennierenrinde

Neue Methoden zur Hormonbestimmung

Der Durchbruch

Erst die Erfindung der Radio-Immuno-Assays (RIA) als Bestimmungsmethode und deren Weiterentwicklung brachten einen entscheidenden Durchbruch in den 1970er Jahren: Mittels exakt gegen das zu messende Hormon gerichteter Antikörper und des Einsatzes radioaktiver Marker können nun auch winzige Hormonmengen im Blut, im Speichel oder Urin sowie in weiteren Körpersäften nur eine gewisse Aussagekraft haben. Sie repräsentieren nicht stets die Bedingungen, die innerhalb von Geweben oder Zellen herrschen. Endokrinologen müssen also darauf achten, Laborwerte stets im Zusammenhang mit den individuellen Beschwerden der Erkrankungen den Betroffenen zu interpretieren.

Wie Hormone unseren Körper steuern – Ein kompliziertes Kommunikationssystem

Unsere gut funktionierende Existenz verdanken wir speziellen chemischen Botenstoffen, die man Hormone nennt. Ohne sie funktioniert nichts. Anspruchsvolle Vielzeller konnten sich erst entwickeln, als ein übergeordnetes Steuerungssystem zur Verfügung stand. Denn ohne eine aufeinander abgestimmte Koordination mit Rückmeldesystem gäbe es kein geregeltes Miteinander von Zellen, Geweben, Organen und geistigen Funktionen und auch keine Anpassung an wechselnde Einflüsse der Umgebung. Es bedurfte im letzten Jahrhundert der Findigkeit von zwei Forschergenerationen, um die wichtigsten Zusammenhänge zu erkennen. Und es ist die Kreativität der heute arbeitenden dritten Generation erforderlich, daraus erfolgreiche Behandlungsstrategien zu entwickeln, für die Schlagworte wie „Hormontherapie" und „Anti-Aging-Medizin" stehen.

Drei hormonelle Systeme

- Intrakrine Hormone: Zum einen stehen Botenstoffe innerhalb einer Zelle zur Verfügung, die auf Organellen (membranumschlossene, funktionelle Einheiten der Zelle) und Funktionen der produzierenden Körperzelle selbst wirken, wie bereits bei einem einzelligen Lebewesen.

- Parakrine Hormone: Als zweites und übergelagertes System gibt es Signalstoffe, die über die Gewebsflüssigkeit, also ohne die Einschaltung der Blutgefäße, zu Zellen der Umgebung gelangen, um Zellverbände in Geweben oder Organen zu steuern, was schon bei den ersten mehrzelligen Lebewesen erforderlich wurde.

- Endokrine Hormone: Als drittes System stehen für komplexere Organismen zur Regulation der entfernten Zellen und Organe des Körpers Botenstoffe aus speziellen Drüsen zur Verfügung. Diese Signalstoffe werden über die Blutbahn schnell zu ihren Zielzellen transportiert. Obwohl alle drei genannten Boten-Systeme gleichermaßen bedeutsam sind, meint man vorzugsweise die Hormone aus den endokrinen Drüsen, wenn von Endokrinologie bzw. der Hormondiagnostik und Hormonbehandlung gesprochen wird. Wichtige endokrine Drüsen sind z.B. die Schilddrüse und Nebenschilddrüsen, die Hypophyse (Hirnanhangdrüse), die männlichen und weiblichen Keimdrüsen, die Nebennieren und die Langerhansschen Inseln der Bauchspeicheldrüse mit ihrer Insulinproduktion. Zwei unterschiedliche Bausteine bilden zwei Klassen von Hormonen. Hormone stammen entweder von Eiweißen oder von Fetten ab. So sind die wichtigsten Hormone der Nebenniere und Keimdrüse „Steroidhormone", d.h. Kortisol, Progesteron, DHEA, Testosteron und Östrogen werden aus Cholesterin gebildet.

Raffiniertes Transportsystem – nur freie Hormone wirken

Die meisten endokrinen Hormone im Blut können nicht einfach wie ein Stück Holz im Wasser transportiert werden. Sie sind nicht immer wasserlöslich oder werden zu schnell abgebaut bzw. ausgeschieden. Daher entwickelte die Evolution ein raffiniertes Transportsystem. Eiweißhormone werden beispielsweise an Zucker- oder Schwefelmoleküle gekoppelt, Steroidhormone an spezielle Transporteiweiße. Letztere sind damit während des Transportes wie in einer Kiste geschützt eingeschlossen, können aber dadurch nicht wirken. Nur der im Blut vorhandene, ungebundene, also freie Anteil des Hormons, der meist unter ein bis zwei Prozent der gesamten Menge ausmacht, steht für eine biologische Wirkung direkt zur Verfügung. Die Bestimmung oder Berechnung der freien Hormone ist für die Hormondiagnostik also ein wichtiger Analyseschritt, der bei der Interpretation von Hormonwerten berücksichtigt werden muss.

So finden Hormone ihren Weg

Damit Hormone schließlich ihre Wirkung entfalten können, müssen sie am Zielort andocken, wozu spezielle Rezeptoren (Andockstellen) vorhanden sind. Ein derartiger Hormon-Rezeptor-Komplex wirkt wie Schlüssel und Schloss. Erst wenn er genau passt, kann seine Funktion ausgeübt werden. Durch dieses spezielle System wird trotz unzähliger im Blut transportierter Signalstoffe an den Zellen ein größeres Chaos vermieden. Da die Rezeptoren eiweißartige Substanzen sind, werden sie einerseits durch Hormone beeinflusst und unterliegen andererseits degenerativen Veränderungen während des Alterns. Verändert sich ein Rezeptor, dann können selbst normale Hormonspiegel im Blut nicht mehr ihre volle Wirkung am Zielort entfalten. Manche Hormone docken an Rezeptoren der Zellumhüllung, andere an solchen des Zellinneren oder des Zellkerns an. Letztlich steuern die Hormone unsere Gene, was zu einer gesteigerten oder geringeren Bioleistung der Zelle führt. Das Endergebnis des Hormonsignals: Eine übergeordnete Drüse kann durch den hormonellen Botenstoff in einer fernen Zelle den beabsichtigten Befehl umsetzen und die gemischte biologische Wirkung erzielen. Kontrolle durch Rückmeldung: Durch Rückmeldung an die ursprüngliche Befehlszentrale kann das Ergebnis überprüft und bei Bedarf weiter verstärkt oder abgeschwächt werden. Es besteht also meist ein biologisches Rückkopplungssystem, wie wir es auch aus der Technik mit den Reglersystemen (z.B. Thermostat) kennen.

Liebe Leserinnen und Leser! Haben Sie übrigens schon gewusst, dass der Hormonabfall schon sehr früh einsetzt? Nach einem Plateau fallen ab den Zwanziger bis Dreißiger Jahren diese Hormone kontinuierlich ab! Wer hormonell krank ist, bleibt schwach und anfällig und wird seine Gene weniger gut verbreiten können. Die Lebenserwartung wird meist verringert sein.

Der richtige Hormonersatz

Hormonersatz statt Hormonbehandlung – ein wichtiger Unterschied

Hormone können aus zwei Gründen verordnet werden. Als Ersatz bei verminderter Eigenproduktion, was nur einen Mangel ausgleicht und dann praktisch nebenwirkungsfrei ist (Substitution). Oder als hochdosierte Behandlung bei schweren Erkrankungen wie Rheuma, wobei Nebenwirkungen zwangsläufig hingenommen werden müssen, um schlimmere Folgen für den Patienten zu vermeiden.

- Kortison als Medikament
- Bei klimakterischen Beschwerden
- Wenn Östrogenspiegel zu stark ansteigen
- Manche urogenitale Beschwerden verbessert
- Klimakterische Arthritis verbessert
- Prävention von Herz-Kreislauf-Erkrankungen, Schlaganfall, Gefäßschäden
- Erfolgreiche Osteoporoseprävention
- Weniger Frakturen

- Auch eine Arthrose lässt sich verbessern
- Prävention der Hautalterung möglich
- Schlanker werden – nur mit transdermalem Hormonersatz
- Prävention von Darmkrebs belegt
- Gebärmutterkrebs ist weitgehend vermeidbar
- Bessere Prävention mentaler Beeinträchtigungen (Altersdemenz) möglich
- Prävention weiterer degenerativer Alterskrankheiten
- Östrogene erhöhen die Lebenserwartung
- Kein höheres Thromboserisiko unter transdermaler Östrogendarreichung

An dieser Stelle möchte ich ein paar kurze medizinische Erläuterungen zum Thema „Progesteron" geben. Ich zitiere aus einem kleinen Heft vom Hormonzentrum München: „Hormone – Dirigenten des Lebens" sowie aus dem Buch „Die Wahrheit über Hormone" von Dr. Alexander Römmler:

Progesteron:

Progesteron wird auch als Gelbkörper-
hormon bezeichnet. Es wird bei der nicht
schwangeren Frau hauptsächlich im Eier-
stock gebildet und hat eine besondere
Bedeutung in der zweiten Zyklusphase, in
der es für die Vorbereitung der Gebär-
mutterschleimhaut im Falle einer eventuell nachfolgenden Schwangerschaft verantwortlich ist. Zu Beginn einer Schwangerschaft ist es für die Einnistung des
Embryos und den Erhalt einer Schwangerschaft in den ersten zwölf Wochen
von größter Bedeutung. Ein Mangel an
Progesteron in dieser frühen Zeit der
Schwangerschaft kann zu Fehlgeburten
führen. Bei der nicht schwangeren Frau
führt Progesteronmangel zu Blutungsstö-
rungen, Zyklusunregelmäßigkeiten und
Schmierblutungen. Über diese für die
Fortpflanzung wichtigen Funktionen hinaus hat es andere, allgemeine Wirkungen.
Es wirkt fördernd auf die Urinausschei-
dung und hat somit einen ausschwem-
menden Effekt. Progesteron hilft außerdem bei der Neubildung von Knochen-
substanz. Progesteron trägt durch seine
Effekte auf die GABA-Rezeptoren im

Gehirn zur psychischen Entspannung bei und fördert die Schlafbereitschaft. Außerdem wirkt es gegen Faltenbildung und hat positive Wirkung auf Senkungsbeschwerden. Es gilt mittlerweile als das natürliche Schutzhormon vor Gebärmutter- und Brustkrebs.

Soviel zu diesem Zitat aus „Hormone - Dirigenten des Lebens".

Dr. Alexander Römmler schreibt in seinem Buch zum Thema „Progesteron" ferner:

Progesteron steuert die Seele in ruhiges Fahrwasser

Auch die Psyche durchläuft unter Progesteron charakteristische Veränderungen. Dem Körper geht es nur darum, das befruchtete Ei zu bewahren. Die Kontaktfreudigkeit geht zurück, ein Mann ist nicht mehr als potentieller Samenspender, sondern als Beschützer gefragt. Die beruhigende Wirkung des Progesterons und seine hormonellen Umwandlungsprodukte wie Allopregnanolon lässt eine Frau

ausgeglichener und in sich ruhender er-
scheinen. Ängste sind ihr weitgehend
fremd! Gerade auch die angstlösende
Wirkung der hohen Progesteronspiegel in
der Schwangerschaft trägt dazu bei, dass
die vorhandenen Risiken und Gefahren
bei einer Schwangerschaft und Geburt
verdrängt werden. Ohne diese speziellen
Progesteron-Wirkungen wäre die
Menschheit vielleicht schon ausgestor-
ben. Ein Mann würde – da ohne so hohen
Progesteronspiegel – vor Angst keine
Geburt ertragen, aber wegen seines hohen
Testosteronspiegels ohne weiteres in den
Krieg ziehen.

Progesteron – das Allroundhormon

Manchen Frauen ist nicht bewusst, wie
viele vorteilhafte Wirkungen das natürliche Progesteron und seine natürlichen
Abbauprodukte, die den synthetischen
Gestagenen meist fehlen, im ganzen Körper entfalten. Das hat auch für die Altersmedizin eine hohe Bedeutung.

- Schutzeffekte an der Gebärmutter und der Brust:

Natürlicher Schutz vor Wucherungen der Schleimhaut der Gebärmutter, einschließlich Endometriumkrebs. Auch an der Brust scheint das längerfristig vorhandene oder gegebene Progesteron eher ein natürlicher Schutzfaktor vor Zystenbildungen und Brustkrebs zu sein. Sein Abfall in der Zeit direkt vor den Wechseljahren ist nachfolgend mit einer höheren Brustkrebsrate verbunden, wie Studien gezeigt haben.

- Psychische Effekte (Gehirn):

Progesteron und seine Um- bzw. Abbauprodukte (Metabolite) haben beruhigende, angstlösende, antiepileptische und leicht antihypertensive (gegen höheren Blutdruck) Wirkungen, was schon lange durch eine Vielzahl von umfangreichen Studien belegt ist. Zahlreiche Störungen bei postmenopausalen Frauen wie nervöse Unruhe, erhöhte Ängstlichkeit,

Schlafstörungen und leichte Blut-
druckkrisen können sich unter der
Gabe von Progesteron – nicht aber
durch synthetische Gestagene – natürlicherweise deutlich verbessern.

- Nervenschutz im Gehirn:

Auch im Gehirn werden große Mengen von Progesteron neben seiner
Metabolite (Abfallprodukte) gebildet, sie tragen zur Regeneration von
Nervenschäden bei, sind dann auch
bei Migräne, Angstattacken und
Schlafstörungen hilfreich.

- Gefäßaktiv, antiödematös (gegen
Wassereinlagerungen):

Progesteron wirkt zusammenziehend
auf die kleinen Gefäße (Venolen,
Arteriolen), was hilfreich bei der
Behandlung von Besenreisergefäßen
an der Haut und bei Problemen mit
Krampfadern ist. Zusätzlich ist es
ein Gegenspieler des Aldosterons,
eines Hormons der Nebennierenrinde, das für den Salz-Wasserhaushalt
und damit auch für den Blutdruck

zuständig ist. Überwiegt die Wirkung des Aldosterons oder fehlt der Ausgleich des Progesterons, kommt es leicht zu Wassereinlagerungen, die sich an geschwollenen Fingern und Tränensäcken im Augenbereich besonders deutlich zeigen können (Ödeme). Progesteron hilft also bei der Ausschwemmung von Wasser und damit auch bei der Blutdruckabsenkung mit

- Schutz vor Osteoporose:

Progesteron hilft beim Knochenaufbau mit, indem es die Osteoblasten als knochenaufbauende Zellen stimuliert und das dort störende Kortison verdrängt. Es ist auch hier eine gute Ergänzung zum Östrogen.

- Hautschutz:

Das Bindegewebe ist genauso wie die anderen Körperstrukturen ständig im Umbau. Die abbauenden Enzyme dürfen nicht überwiegen, sonst kommt es verstärkt zur Bindegewebsschwäche und Faltenbildung.

Progesteron bremst viele solcher abbauenden Prozesse (beispielsweise die Matrix – Metalloproteinasen, Kollagenasen, Kathepsin) und verlangsamt damit die Hautalterung. Hält man sich die Vielzahl wichtiger Eigenschaften des Progesterons vor Augen, dann wird verständlich, dass im Alter auch ein Progesteronersatz sinnvoll ist. Ein synthetisches Gestagen dagegen ist körperfremd, kann den Großteil der natürlichen Progesteron-Wirkungen nicht vermitteln und ist darüber hinaus oft mit höheren Nebenwirkungen verbunden.

Abschließend sei noch gesagt:

Das heute Mögliche nicht verpassen

Frauen müssen eine individuell abgestimmte Versorgung mit Hormonen einfordern, auch das verbessert die Lebensqualität im Alter. Dennoch ist vorsichtige Zurückhaltung weiterhin angesagt. Auch wenn alles sehr logisch erscheint, langfristige Bestätigungen und noch größere

Erfahrungen sind erforderlich, weitere
Details müssen angepasst werden. Erst
dann könnte man eines Tages mit voller
Überzeugung sagen: Ein natürlicher
Hormonersatz in den Wechseljahren ist
genauso problemlos wie eine Substitution
mit Schilddrüsenhormonen, selbst bis ins
hohe Alter. Auch die heutige Hormonfor-
schung arbeitet an Konzepten, ein solches
Ziel zu erreichen. Ein Ideal wird es so
schnell nicht geben, die Biochemie und
Genetik sind außerordentlich komplex.
Dazu kommt noch das sinnvolle Zusam-
menspiel mit anderen Hormonen, was am
Beispiel Östrogen und Progesteron schon
erwähnt wurde und was auch für weitere
Hormongruppen zutrifft. Hier wären beispielsweise die Androgene (männliche
Hormone) zu nennen, die im Alter ebenfalls mit nachteiligen Folgen abfallen.
Die medizinische Entwicklung von neuen
Therapiekonzepten geht ständig weiter.
Wer nicht so lange warten will, muss und
kann bereits das heute Mögliche tun.
Auch ein Auto oder einen Computer kau-
fen und nutzen wir heute so wie er aktuell
angeboten wird, obwohl es später noch
bessere und sicherere geben wird.

Liebe Leserinnen und Leser, von hier ab
möchte ich Ihnen noch zusätzlich einen
kleinen Einblick in ein paar bestimmte,
wichtige Themen geben. Ich werde immer nur das wichtigste für Sie zusam-
menstellen, denn ich weise immer wieder
auf das Buch „Die Wahrheit über Hormone" von Dr. Alexander Römmler hin,
in dem Sie viele viele medizinische Daten, Tabellen und ausführliche Beschrei-
bungen über alle Themen genau nachle-
sen können.

1. Brustkrebs (ist momentan, Juli 2009,
    ein aktuelles Thema)

    Mammographische Brustdichte und
    Brustkrebsrisiko

    Die mammographische Dichte der
    Brust nimmt nur unter oraler Hor-
    monersatztherapie deutlich zu, woran
    die zusätzliche Gabe synthetischer
    Gestagene beteiligt ist. Bei einer
    dichten Brust ist die Aussagekraft ei-
    ner Mammographie möglicherweise
    zu ungenau und zudem ein Risiko-
    faktor.

Hauptverdächtige: synthetische Gestagene

Es sind die synthetischen Gestagene, die zu einer Steigerung des Brustkrebsrisikos führen. Sie kommen im Körper nicht vor und sind nicht identisch mit dem natürlichen Progesteron. Sie sind deshalb kein natürlicher Hormonersatz und auch nicht harmlos. An der hohen Zahl der Brustkrebsfälle hat die bisherige Hormonersatztherapie durch Tabletten einen Anteil von etwa 27 %. Weitere Nebenwirkungen einer östrogenen Überdosierung sind Bluthochdruck, Gewichtszunahme oder Gallenblasenerkrankungen.

Höheres Brustkrebsrisiko bei höherer Brustdichte

Im Ontario Krebsinstitut in Toronto/Kanada wurde berichtet, dass für jedes Prozent Dichtezunahme ein etwa zwei Prozent höheres Brustkrebsrisiko zu erwarten sei. Wenn man bedenkt, das unter oraler Hormonersatztherapie die Brustdichte nicht selten um 25 bis 50 % zunimmt, sind solche Risikosteigerungen durchaus bedeutsam. Sie spiegeln den durchaus ungünstigen Einfluss mancher körperfremder Gestagene auf die Regulation der Brustepithelien (Innenauskleidung der Milchgänge) wider. Auch das von manchen Ärzten und Frauen geschätzte Tibolan scheint keine bessere Alternative zu sein. Es führt zwar nicht zu einer Dichtezunahme der Brust, soll aber genauso wie andere synthetische Gestagene mit einem höheren Brustkrebsrisiko und möglicherweise auch Gebärmutterkrebs sowie Schlaganfallrisiko verbunden sein.

Liebe Leserinnen, haben Sie nicht so viel Angst vor diesem mächtigen Wort „Brustkrebs". Ich weiß, dass es sich leicht sagt! Aber ich persönlich sehe das so: Jede Frau, die Brustkrebs bekommt, hat die Anlagen schon in sich. Und zwar über Jahre hinweg. Sagen Sie deshalb auch nicht „Bei mir liegt das in der Familie" Oder lassen Sie sich nicht schon vorher aus lauter Angst die Brust vorsichtshalber abnehmen, wie es machen Frauen tun! Seien Sie wachsam! Tasten Sie 2 – 3mal in der Woche ihre Brust nach Knötchen ab und gehen Sie regelmäßig zur Vorsorgeuntersuchung! Bejahen Sie schon in ihren Gedanken die vollkommene Gesundheit! Ich möchte Sie noch einmal darauf hinweisen, dass das Hormonzentrum München automatisch den vorbeugenden Brustschutz mitmacht!! Bei einem „normalen" Gynäkologen habe ich das noch nicht erlebt. Oder sprechen Sie Ihren Arzt einfach mal auf den Vorsorgebrustschutz an!

2. Wechseljahre

Warnsignal „klimakterische Beschwerden"

Manche meinen, den natürlichen
Prozess der Wechseljahre wie ihre
Großmütter tapfer durchstehen zu
müssen. Einige Frauen kommen
noch nach Jahren zwar mit hohem
Leidensdruck in die Sprechstunde,
jedoch stolz auf ihr tapferes Durch-
haltevermögen. Dies ist sehr zu be-
dauern. Aus endokrinologischer
Sicht haben sie den natürlichen A-
larm als sinnlosen statt als sinnvollen
Ablauf fehlinterpretiert. Wie sonst
soll uns der Körper seinen Mangel
mitteilen, eine E-Mail kann er ja
nicht verschicken. Auch eine Tief-
kühltruhe sendet einen Alarmton,
wenn der Strom plötzlich ausfällt.
Reagiert die Hausfrau nicht darauf,
taut das Eingefrorene auf und ver-
dirbt möglicherweise. So wie man
Schmerzsignale nicht unbeachtet lassen sollte, so erfordern auch östrogene Entzugssymptome ihre Konse-

quenzen – sonst verfällt der Körper
stärker als notwendig.

Die Entzugssymptome ernst nehmen

Von Frauen, die diese Symptome als
naturgegeben hinzunehmen bereit
sind, wird wenig bedacht, dass bereits die Linderung der Entzugssymptome einen günstigen Einfluss auf
die berufliche und familiäre Leis-
tungsbereitschaft, die Partnerbezie-
hung, die Lebensfreude und damit
auf die aktuelle Lebensqualität hat.
Denn die moderne Frau lässt sich
heute nicht mehr – wie die Großmut-
ter früherer Generationen – auf Kir-
che, Küche und das Beaufsichtigen
der Enkel reduzieren. Warum sollte
man das heute für viele Frauen er-
reichbare höhere Lebensalter nicht
mit weitgehender Beschwerdefreiheit
und gesundheitlichem Wohlergehen
und Lebensfreude ausfüllen? Viele
Frauen spüren zu Recht, dass ein
gewisser Östrogenausgleich nützlich
ist. Sie sind aber durch die zahlrei-
chen Berichte über Risiken und Nebenwirkungen verständlicherweise

verunsichert. Über beide werden in den einzelnen Kapiteln sichere Daten genannt, die sowohl den Nutzen als auch die weitgehende Vermeidung von Risiken belegen.

Die Wechseljahre sind keine Krankheit –aber behandlungsbedürftig!

- Die Folgen nicht unterschätzen
- Besserung schon nach 4 Wochen
- Menopause – eine erklärungsbedürftige Besonderheit
- Die Menopause als Selektionsvorteil
- Was ein Östrogenmangel bewirkt
- Keine Symptome – kein Hormonmangel?
- Das Problem betrifft ältere Menschen – aber unterschiedlich
- Frauengesundheit in den Wechseljahren – eine aktuelle Bestandsaufnahme
- Arztbesuche und mehr Medikamente
- Ernste Erkrankungen nehmen zu
- „Natürliche" Wechseljahre sind behandlungsbedürftig

- Heutige Chancenwahrnehmen
- Altersfolgen rechtzeitig vorbeu-
  gen
- Der richtige Zeitpunkt für die
  Behandlung
- Endlich „über den Wechsel hin-
  weg" – eine trügerische Ruhe
- Wenn Östrogenspiegel nur lang-
  sam abfallen

3. Nach den Wechseljahren

Die Zeit nach den Wechseljahren

Die Postmenopause: langfristiger Östrogenmangel

In der Postmenopause sind die Östrogenspiegel so niedrig, dass seit über einem Jahr auch keine uterinen Blutungen mehr eingetreten sind. Zusätzlich sind die hypophysären Hormone LH (luteinisierendes Hormon) und FSH (follikelstimulierendes Hormon) in dem Versuch, die schwächelnden Eierstöcke zur Arbeit anzutreiben, stark erhöht, wenn auch meist erfolglos. Dennoch sind die Ovarien nicht „tot". Sie können noch kleinste Östrogenmengen produzieren, wie hochempfindliche Bestimmungen aus den Blutgefäßen der Ovarien deutlich zeigen. Vor allem aber sondern sie noch geringe Mengen an männlichen Hormonen (Androgene) ab, vorwiegend Androstendoin und Testosteron.

Die zweiten Wechseljahre

Auch diese restliche Androgenpro-
duktion versiegt im sechsten Lebens-
jahrzehnt. Dann fallen auch die hier-
aus gebildeten geringen Spuren von
Östrogenen weg, unabhängig davon,
ob eine Frau nun viel oder wenig
Fettgewebe hat. Denn wenn die Vor-
stufen fehlen, kann das Fettgewebe
auch keine Östrogene bilden. So können Frauen manchmal noch einmal
flüchtige klimakterische Beschwerden bemerken, die sogenannten
zweiten Wechseljahre. Sie befinden
sich in der späten Postmenopause,
die Ovarien sind jetzt praktisch funk-
tionslos.

Das Postmenopause-Syndrom

- Frühe Phase
- Latenzzeit
- Späte Phase
- Typische Alterserkrankungen stellen sich ein
- Spätfolgen nicht unterschätzen
- Präventionsmöglichkeiten nutzen
- Folgekrankheiten vermeiden

Die dauernden Folgen eines Östrogenmangels sind schwerwiegend, ihre Entwicklung dauert oft Jahre. Während dieser Zeit bildet sich im Körper vieles weiter zurück, beispielsweise kann die Bandscheibe schrumpfen oder die Belastbarkeit der Stützgewebe sich verringern. Die psychovegetativen Beschwerden werden durch einen akuten Östrogenabfall unter niedrige Schwellenwerte verursacht. Sie wirken auf viele vegetative Funktionen und psychische Faktoren wie Stimmung und Verhalten ein.

4. Männer in den Wechseljahren

Auch für den Mann sind Wechseljahre ein Thema

Noch immer sind sich viele Männer
(und Ärzte) nicht im klaren, dass
Wechseljahre auch für sie ein Thema
sind. Diese weitverbreitete Unkennt-
nis erstaunt nicht, denn die Beschwerden – anfangs leicht, dann oft
stärker werdend – treffen Männer
häufig im Alter ab 50/55 Jahren, auf
dem Gipfel ihres beruflichen und ge-
sellschaftlichen Erfolges. Erste „Be-
findlichkeitsstörungen" werden gerne
verdrängt und durch berufliche oder
private Überbelastungen erklärt.

Der Hormonhaushalt ist gestört:

Die Frauen der Betroffenen wissen
es meist besser. „Mein Mann hat eigentlich die gleichen Probleme, wie
ich sie in den Wechseljahren hatte".
Dies hören die Ärzte des Hormonzentrums oft in ihrer Hormonsprech-
stunde. Er leidet unter Nachtschweiß,
ist oft lustlos und gereizt. Depressive

Stimmungsschwankungen, Schlafstörungen und Müdigkeit werden beklagt, und auch der Wunsch nach Sex lässt nach. Dass die Haut trockener geworden ist, die körperliche und mentale Vitalität abgenommen haben und selbst normale Belastungen als Überbelastungen empfunden werden, kommt meist noch hinzu.

- Östrogenersatz für Männer?
- Die Adrenopause beim Mann
- Östrogengaben für den Mann niemals als Tablette!!

Wenn in Einzelfällen - wie bei seltenen Gendefekten, wodurch Androgene nicht in Östrogene umgewandelt werden können – dennoch natürliche Östrogene gegeben werden müssen, dann besser über die Haut als Creme, Gel oder Pflaster, niemals jedoch in Tablettenform! Östrogene als Tabletten eingenommen beeinflussen – wie bei Frauen – die Leber ungünstig, was erhebliche gesundheitliche Nachteile haben kann. Über solche Konsequenzen wurde bereits ausführlich berichtet.

- Gefahren bei oraler Östrogenzufuhr für den Mann
- Warum nicht alle Männer klimakterische Beschwerden bekommen?
- Entgleisung weiterer Hormonsysteme des alternden Mannes

5. Anti-Aging-Medizin – eine Herausforderung

Im Alter treten vorwiegend Krankheiten auf, die nicht von außen einwirken wie Unfälle oder Infektionen. Sie entstehen eher chronisch innerhalb des Körpers und hängen mit den Alterungsprozessen zusammen, also z.b. Schlafprobleme mit Nervosität. Hier können Symptombehandlungen nur kurzfristig lindern, man muss an die Ursache heran. Neben vorbeugenden Maßnahmen sollte schon früh dem Fortschreiten der Alterserkrankung begegnet werden. Diese Spezialisierung nennt man Anti-Aging-Medizin, sie stößt auf großes Interesse und ist mit vielen Hoffnungen für eine bessere Altersgesundheit verbunden. Deshalb in Vorbeugen besser als Handeln.

- Altern, Lebensspanne und Alterserkrankungen
- Die Lebensspanne ist veränderlich
- Moderne Altersmedizin ist gefragt

- Anaboler Hormonmangel – Welken und Altern
- Lebenswichtige Ausnahmen
- Fehlende Hormone kann man ersetzen Hormonsubstitution im Alter – kein Versündigen an der Natur

Liebe Leserinnen und Leser,

auch ich konnte einer Bekannten, die ein Jahr lang Wechseljahresbeschwerden hatte, weiterhelfen. Ich schickte sie ins Hormonzentrum München und nach 4 Wochen rief sie mich begeistert an und teilte mir mit, dass sie sämtliche Anzeichen und Beschwerden los wäre. Natürlich habe ich mich sehr für sie gefreut und hoffe, Ihnen geht es genauso.
Tja, und jetzt begeben wir uns gemeinsam zum 3. Und letzten Teil meines Buches.

Teil III

Lebensanschauung über Ganzheitsheilung

Ganzheitsheilung bedeutet für mich:
Körper, Geist und Seele in eine Krankheitsgeschichte mit einzubeziehen. Es
wird ja nicht nur der Körper behandelt,
die Psyche spielt ja nun auch eine sehr
große Rolle bei Menschen, die wirklich
sehr krank sind. Z.B. Krebserkrankungen,
Behinderungen, Autounfälle mit Folgen,
Kindesmisshandlungen u.v.m.. Unter uns
Menschen gibt es große Unterschiede.
Einer ist stärker, er kommt wahrscheinlich alleine zurecht, ein anderer braucht
psychiatrische Unterstützung, weil er es
nicht alleine schafft. Ich muss gestehen,
es ist nicht immer leicht, sich selbst zu
motivieren und zu aktivieren; sein Leben
selbst in die Hand zu nehmen, d.h. so
lange zu suchen, bis die Ursache der Erkrankung gefunden ist. Für seine Mitmenschen muss man auch noch stark
sein, trotz allem seinem Job nachgehen
und auch diesen gut erledigen. Dann
kommen vielleicht noch private Angelegenheiten dazu, die auch nicht immer

leicht zu erfüllen sind. Trotzdem sollten
wir es schaffen, Privates und Berufliches
nicht miteinander zu vermischen – oder
aber andere außenstehende Menschen
nicht mit hineinzuziehen. Man merkt
doch recht schnell, wer die Last mittragen
kann und wer nichts davon wissen möchte. Wie gesagt, auch solchen Menschen
bin ich begegnet. Es waren zwei, drei
Leute dabei, die - als sie erfuhren, was
ich hatte - den Kontakt schnell aufgege-
ben haben. Was will man schon mit einer
kranken Bekannten. Es hat ja sowieso nur
Nachteile, weil immer wieder Termine
abgesagt wurden oder sie mir etwas aus
der Apotheke bringen mussten. Andere
hingegen glaubten einfach nicht mehr
daran, wenn ich darüber sprach, dass ich
es schaffen würde, endlich gesund zu
sein. Sie taten alles ab und sagten: „Ja, ja,
das erzählst Du schon seit längerer Zeit."

Nun zur Seele: Unter Seele versteht jeder
Mensch etwas anderes. Von der medizinischen Seite her wird immer wieder danach gesucht. Wieder nichts „Handfes-
tes" gefunden, sagen die Mediziner. Was
ist aber nur, wenn die Seele das „Un-
sichtbare Wesen" in uns ist, das sich z.B.

in jeder Nacht, wenn wir schlafen, auf Wanderschaft begibt, seine Bahnen zieht und wir, wenn wir in der Früh erwachen, die Eindrücke der Seele während der Nacht – die Träume – interpretieren. Seele ist für mich das Unsterbliche in uns. Es wird kein Mediziner irgendwann erfreut feststellen: Seht her, ich habe endlich die Seele eines Menschen gefunden! Genauso glaube ich, dass Träume kurz vor dem morgendlichen Erwachen ihre Bedeutung haben. Träume deuten, das kann wirklich nur jeder für sich alleine machen, das kann ihm kein anderer Mensch abnehmen, weil nur er weiß, wie und was er zu deuten hat. Mir ist es schon oft passiert, dass, wenn ich diese Tortur der Unpässlichkeit hinter mich gebracht habe, ich in mir ein leichtes, frohes, wie frisch gereinigtes Gefühl hatte. Folglich betrachte ich Krankheiten als Möglichkeit, seine Seele auf dieser Erde zu reinigen. Vielleicht haben Sie sich auch schon oft über dieses Thema ihre Gedanken gemacht. Früher oder später müssen wir das alle einmal, denn wir leben nicht ewig. Was wäre, wenn unser Körper nur ein Gefährt ist, das wir letztendlich wieder abgeben müssen? Was ist, wenn dieses Gefährt nur dazu da ist, um auf dieser Erde leben zu können? Jeder Mensch bringt etwas anderes in sein Erdenleben mit. Der eine Gesundheit, der andere Krankheit, der nächste eine schwere Behinderung, usw.. Man könnte dann fragen, was macht das für einen Sinn? Meine Erklärung wäre folgende: Wenn es doch das Rad der Wiedergeburt gibt – die Seele kommt, die Seele geht –, dann sammelt sich doch einiges in einem Erdenleben an. Der Mensch macht da weiter, wo er in seinem letzten Leben aufgehört hat. Ein Beispiel: Ein Mensch hat sich im Laufe eines Lebens weiterentwickelt. Er achtet nicht nur auf sich, er möchte, dass es anderen Menschen auch gut geht. Er hilft wo er kann. Vielleicht hat er diesmal einen Heil- und Hilfsberuf ergriffen. Und so geht es von Leben zu Leben vorwärts, um irgendwann aus dem Rad der Wiedergeburt herauszukommen. Das wäre für mich die einzige logische Erklärung. Außerdem glaube ich, dass es viel Kraft, Ausdauer und Disziplin erfordert, um dieses Ziel zu erreichen. Auch ich hatte eine Etappe in meinem Leben gehabt, während der ich mir wie eine Gefangene in meinem eigenen Körper vorkam. Und nicht nur im eigenen Körper, sondern auch in der eigenen Wohnung. In meinen 30er Jahren hatte ich eine Phase von eineinhalb Jahren – es waren meine schlimmsten Jahre – da lag ich alle eineinhalb Wochen im Bett. Kaum war ich wieder gesund, nach spätestens zwei Tagen holte ich der unmögliche Zustand wieder ein. Ich konnte machen was ich wollte, ich schaffte es einfach nicht, vier Wochen am Stück gesund zu bleiben! Es war so schlimm für mich, ich kann es gar nicht beschreiben. Praktisch gesehen geschah folgendes: Vor jedem Eisprung und vor jeder Periode klappte ich zusammen. Immer genau dann, wenn ein Hormonumschwung im Körper stattfand.

Es war für mich in diese Zeit auch eine Sache des Unterbewusstseins. Das Unterbewusstsein reagiert auf Dinge, die den Film im Kopf zum Laufen bringen. Und damit das nicht geschieht, muss vorher schon etwas unternommen werden. Ich habe mein Unterbewusstsein ausgetrickst! Ich habe ihm Befehle gegeben, damit es nicht zum Laufen kommt, wie z.B. „Ich bin gesund!" Es macht mir nichts aus, wenn der Rollladen meines

Zimmers unten ist! Damit kamen Angst-
gefühle in mir hoch, weil ich wusste, dass
mein Rollladen immer unten war, wenn
ich im Bett lag und es mir nicht gut ging.
Auch meinen Spuckkübel habe ich anders
aufgeräumt, damit ich ihn nicht täglich zu
Gesicht bekam, wenn es mir gut ging. Im
Gegenteil! Ich dachte jedes Mal: Es gibt
kein nächstes Mal mehr, ich brauche dich
nicht mehr! Es war eine wirklich schwierige Aufgabe, aber je öfter ich sie ausüb-
te, desto leichter ging es. Auch machte
ich mir einige Gedanken darüber, dass
z.B. Menschen, die eine Krankheit, eine
Unpässlichkeit oder einen Autounfall
haben, vielleicht ähnliche Gedanken haben wie ich. Vor allem kennt man ja einige Beispiele aus dem Fernsehen, dass
Menschen ihr Leben nach solchen prä-
genden Ereignissen verändern. Nicht alle!
Aber einige denken auch darüber nach,
was in ihrem Leben nicht richtig läuft.
Viele ändern ihr Leben und beginnen
einen Neuanfang. So sehe ich es auch!
Wir Menschen können uns um einiges
zum Positiven verändern. Wir sind selten
so, wie wir uns sehen! Machen wir doch
einfach einen Test: Fragen wir unseren
Partner, eine gute Freundin, vielleicht die

Mutter oder sonst jemanden, mit dem wir uns gut verstehen, wie uns der andere sieht!? Wenn Sie mutig sind, probieren Sie es aus. Wir werden erstaunt sein, was wir für Rückmeldungen bekommen!

Übrigens möchte ich noch erwähnen, dass ich bei einem Arzt auch einmal auf das prämenstruelle Syndrom aufmerksam gemacht habe und dann folgende Antwort erhalten habe: „Also wenn Sie das haben, dann müssen Sie damit leben, dann kann Ihnen niemand helfen, dann kann man leider nichts für Sie tun!"

Wertschätzung des Lebens

Wer in seinem Leben schon oft krank war, bzw. eine schwere Erkrankung hinter sich gebracht hat oder mittendrin steckt, der hat eine völlig andere Motivation durch den Tag zu gehen, als manch gesunder Mensch! Nicht das Wetter ist ausschlaggebend. Nein. In meinen Augen ist die Gesundheit das Wertvollste, was der Mensch besitzt. Wenn das nichtgegeben ist, dann kann man auch kein Geld verdienen, kann nicht gut genug für seinen Unterhalt sorgen, hat sehr wenig

Freunde, die zu einem halten. Man wird
so richtig zum Außenseiter! Eine Randfi-
gur, die irrsinnig darum kämpfen muss,
um wieder „gesellschaftsfähig" zu sein!
Es geht bis hin zu Mobbing (ist mir selbst
passiert), dass man seinen Arbeitsplatz
verliert. Wenn ich gesund in der Früh
erwache, dann freue ich mich auf den
Tag. Egal was er mir auch bringt!
Schwierigkeiten, Probleme, Schönes oder
Erfolgreiches. Alles wird sofort erledigt
und angegangen. Eine schnelle Lösung
für alle Situationen ist von Vorteil. Positive Geschehnisse sind natürlich leichter
anzunehmen und zu verarbeiten. Aber
auch das Negative hat positive Aspekte in
sich. Abends bin ich für alles dankbar für
alles, was mir der Tag gebracht hat, auch
in schweren Stunden. Wenn man laufend
krank ist und nichts machen kann und
sich nur auf sich selbst konzentriert, um
wieder auf die Beine zu kommen, dann
ist das für mich vergeudete Zeit, die ich
für nichts anders nutzen kann! Außer ich
frage mich, was in meinem Verhalten
meinen Mitmenschen gegenüber schon
wieder schiefgelaufen ist. Deshalb galt
für mich immer folgendes: Sich die gesunde Zeit gut einteilen, auch Kräfte und

Arbeiten gut einteilen, nichts auf die lange Bank schieben, den es kann jederzeit wieder etwas dazwischen kommen. Das wichtigste für mich: Die Unpässlichkeit oder Krankheit anzunehmen! Wirklich etwas daraus zu lernen, sich weiterentwickeln, um die Ganzheitsheilung zu erreichen! Menschen, die immer gesund sind, denken immer genau anders herum. Sie haben viel Zeit, denn morgen ist auch noch ein Tag. Das schlimmste für mich war auch immer diese falsche Selbstüberschätzung. Wie ich abgewertet wurde und wie andere sich aufwerteten. Sie gingen und gehen heute noch davon aus dass ihnen bestimmt nichts passiert. Was für eine Selbstüberschätzung! Ich habe es oft genug erlebt. In der nächsten Stunde oder in der nächsten Nacht kann alles schon anders sein!! Die Stunden, in denen ich fit war, wurden für mich immer wertvoller. Wir sollten alle umdenken lernen und das Positive in uns hervorheben! Was kann ich gut? Welche positiven Fähigkeiten und Eigenschaften habe ich? Über schöne Sachen, die passieren, kann ich mich richtig freuen. Aber ich habe auch gelernt, mit Kritik umzugehen und mit dieser zu arbeiten. Gerade das hilft mir immer wieder, mich weiter zu entwickeln. Vielleicht hat der andere gar nicht so Unrecht, mit dem, was er zu uns sagt. Heute, Juli 2009, kann ich sagen: Ich bin gesund! Nur so richtig begreifen kann ich es noch nicht!

Über eine Nebenwirkung jedoch möchte ich noch berichten: Ich habe meine Naturlocken wieder!!

Eine Bitte habe ich noch an Sie, liebe Leserinnen und Leser! Geben Sie sich nicht auf, egal, was andere Menschen zu Ihnen sagen. Glauben Sie an sich und Ihr Gefühl. Vielleicht auch an eine höhere Macht, die Sie durch alle Höhen und Tiefen begleitet.

Liebe Leserinnen und Leser,

an dieser Stelle wollte ich Ihnen von meinen Erfahrungen berichten, wie ich anderen Menschen weiterhelfen konnte.

Es war eine ältere Dame bei mir, ich erinnere mich gut, diese hatte sich im Hormonzentrum als Thrombosepatientin herausgestellt! Mit Thrombosen ist nicht zu

spaßen, das wissen wir alle! Wenn diese
Blutpfropfen wichtige Arterien oder Ve-
nen verstopfen, dann kann das bis zum
Tod führen. Sie war im Nachhinein sehr
dankbar und ich sehr glücklich, dass ich
weiterhelfen konnte. Auch eine 15jährige
meldete sich bei mir. Ihr ging es genauso
schlecht wie mir damals. Ich erklärte ihr
alles kurz und bat sie dringend, mit ihrer
Mutter ins Hormonzentrum zu gehen.
Auch sie legte dankbar und freudig auf,
dass es doch noch Hoffnung für sie gab.

Übrigens: Folgendes fiel mir bei jedem
Telefonat, das ich führte, auf: Die Menschen riefen bedrückt an und im Laufe
des Gesprächs flammte die neue Hoffnung wieder auf. Sie legten allesamt er-
leichtert und freudig auf! Ich hatte einige
Frauen, mit denen ich lange, intensive
Gespräche führte und die sich ebenfalls
die Adresse vom Hormonzentrum notier-
ten. Mir persönlich helfen und halfen
diese Gespräche ebenfalls sehr! Es war
und ist für mich immer noch der beste
Beweis schlechthin, dass ich mir in frühe-
ren Jahren überhaupt nichts eingebildet
habe. Die ganzen Vorwürfe eines nahe-
stehenden Familienmitglieds waren völlig

haltlos!! Andere Frauen haben dieselbe Symptomatik wie ich, nur bei mir war alles extrem schlimm!! Und über die Jahre hinweg wurde es nur noch schlimmer – eben weil die Hormone im Körper immer weniger und schwächer wurden. Da ich eine Autowerbung auf unser Auto drucken ließ, meldete sich eine Dame per Telefon und die andere sprach mich gleich auf einem Supermarkt-Parkplatz direkt an! Auch die Autowerbung zeigt Wirkung! Dasselbe gilt für junge Frauen, die gerne ein Kind hätten. Wenn es über längere Zeit nicht klappen sollte, empfehle ich ihnen, einen Spezialisten aufzusuchen!

Eine Dame sprach auf einem Kinderspielplatz mit mir. Sie hatte überhaupt kein Sexualleben mehr mit ihrem Mann. Aber sie wollte irgendwie nicht glauben, dass das mit ihren Hormonen zusammenhing, gerade weil dieser Zustand nach der Geburt ihres Kindes schlagartig eingetreten ist. Sie wollte auf alleinige Besserung warten. Aus Erfahrung kann ich sagen, dass sich dieses Problem nicht von alleine lösen wird!

Inzwischen haben sich auch einige Männer bei mir gemeldet. Auch hier konnte ich weiterhelfen. Denn die Grundsubstanz eines menschlichen Körpers ist die Gleiche. Egal, ob Frau oder Mann. Männer zeigen oftmals gleiche oder ähnliche Symptome, die ebenfalls ernst zu nehmen sind.

Heute arbeite ich mit Zeitungsannoncen und hänge oftmals – überall wo man Zettel hinhängen darf – Zettel aus, um dieses sensible Thema publik zu machen. Ich habe heute schon das Gefühl, in ein Wespennest gestochen zu haben. Immer mehr Menschen rufen an und brauchen Hilfe! Das Hormonzentrum München darf keine Eigenwerbung machen, also habe ich mir fest vorgenommen, das zu übernehmen!

Liebe Leserinnen und Leser, hier starte ich nochmals meinen Appell!

Glauben Sie nicht alles, was man Ihnen erzählt! Hören Sie auf Ihr Gefühl! Gehen Sie zu einem Spezialisten und suchen Sie so lange nach dem richtigen Arzt, bis Sie einen Therapieerfolg sehen können!!

Vielleicht möchten Sie mich kontaktieren? Ich würde mich sehr freuen, wenn ich Ihnen weiterhelfen kann! In diesem Fall können Sie sich gerne an den BOD-Verlag wenden:

Books on Demand GmbH
Gutenbergring 53
22848 Norderstedt
Tel.: +49 (0)40.534335-0
Fax: +49 (0)40.534335-84
E-mail: info@bod.de
Internet: www.bod.de

Hier auch noch einmal explizit die Adresse des Hormonzentrums München:

Hormonzentrum München
Westendstraße 193 – 195
80686 München
Tel.: 089/547041-0
Internet: www.hormonzentrum.de

Per Auskunft habe ich folgendes herausgefunden: Es gibt in Deutschland nur 5 Hormonzentren! München, Berlin, Hof/Saale, Bayreuth und Karlsruhe.

Wenn Sie sich lieber von einem Heilpraktiker/einer Heilpraktikerin behandeln lassen, dann müssten Sie auch hier eine gute Auswahl treffen und herausfinden, ob derjenige sich gut genug mit dem Hormonsystem auskennt!

Eine mir gut bekannte Heilpraktikerin in München:

Gabriele Burkhardt
Praxis für Biogenetische Naturheilverfahren
Strähuberstr. 2
Tel.: 089/788944

Im Klinikum Schwabing in München, Frauenabteilung für Endokrinologie:

Klinikum Schwabing
Städtisches Klinikum München GmbH
Kölner Platz 1
80804 München
Telefon: 089/ 3068 - 0
Telefax: 089/ 3068-3770
Email: kms(at)kms.mhn.de
Internet: www.klinikum-schwabing.de

Zu guter Letzt möchte ich Ihnen, liebe
Leserinnen und Leser, noch zwei Bücher
ans Herz legen, falls Sie Interesse dafür
haben sollten und sich weiter erforschen
möchten:

-   Glaubensheilung - die Ganzheitshei-
    lung (Gabriele Wittek)

-   Ursache und Entstehung aller Krank-
    heiten (Gabriele Wittek)

Beide Bücher sind zu beziehen über:

Verlag „Das Wort" GmbH
Max-Braun-Str. 2
97828 Markt Heidenfeld

Tel.: 09391/504-135
Fax: 09391/504-133
Mail: info@das-wort.com
Internet: www.das.wort.com

Ich hoffe, liebe Leserinnen und Leser, dass Ihnen diese Daten weiterhelfen werden! Wie man bei uns in Bayern sagt: Ärmel hoch und los! Auf geht's! Ich wünsche Ihnen alles erdenklich Gute und viel Erfolg bei der „Wiedereinstellung" Ihrer Hormone. Wenn mir geholfen werden konnte, dann funktioniert das bei Ihnen auch. Keine Angst: Sie werden ernst genommen! Ich wünsche Ihnen außerdem viel Mut, viel Kraft und ganz viel Ausdauer und Geduld mit sich selbst.

So verbleibe ich mit vielen Grüßen

Ihre Michaela Karl